彩绘
图解

《从头到脚》

奇效按摩

耿引循◎主编

江西科学技术出版社

图书在版编目（CIP）数据

彩绘图解从头到脚奇效按摩 / 耿引循主编. -- 南昌：
江西科学技术出版社，2021.5（2024.9重印）

ISBN 978-7-5390-7717-8

Ⅰ.①彩…　Ⅱ.①耿…　Ⅲ.①按摩疗法(中医)—图解
Ⅳ.①R244.1-64

中国版本图书馆CIP数据核字（2021）第069146号

彩绘图解从头到脚奇效按摩　　　　　　　　　　　　耿引循　主编

CAIHUI TUJIE CONGTOUDAOJIAO QIXIAO ANMO

出版 发行	江西科学技术出版社
社址	南昌市蓼洲街2号附1号
	邮编：330009　　电话：（0791）86623491　86639342（传真）
印刷	三河市宏顺兴印刷有限公司
经销	各地新华书店
开本	710 mm × 1000 mm　1/12
字数	260千字
印张	16
版次	2021年5月第1版
印次	2024年9月第4次印刷
书号	ISBN 978-7-5390-7717-8
定价	68.00元

国际互联网（Internet）地址：http://www.jxkjcbs.com

选题序号：ZK2021012　　　赣版权登字：-03-2021-101

责任编辑：万圣丹　　　装帧设计：春浅浅

手掌/背

HAND REACTIVE POINTS

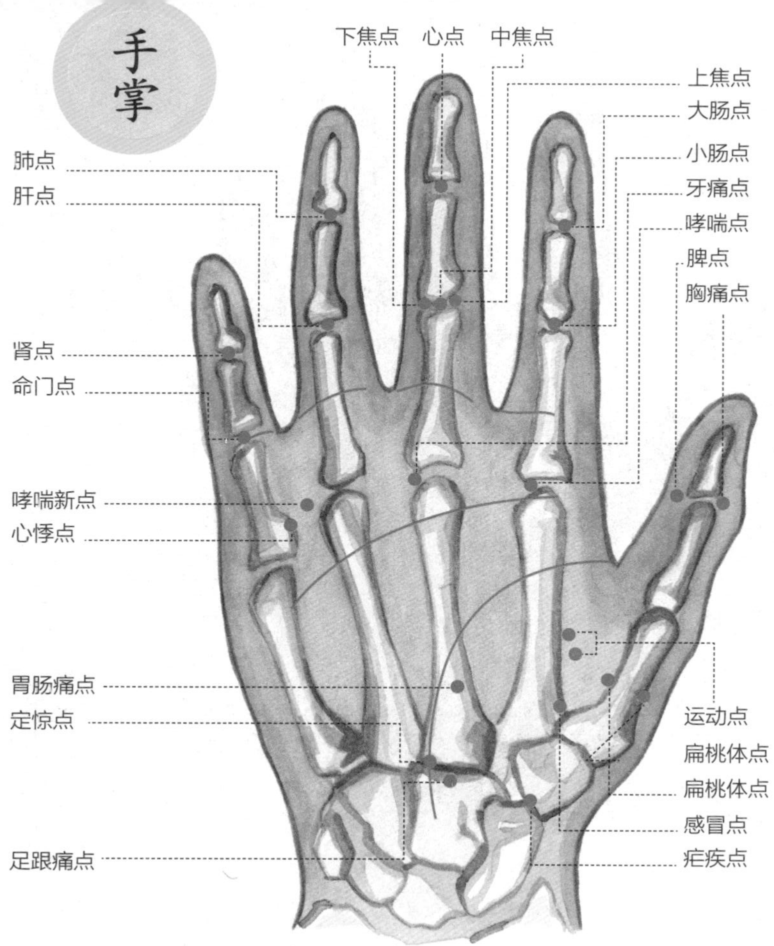

反应点图

手背

咽喉点　偏头点　会阴点　后头点　坐骨神经点　痉挛刺激点　脊柱点　腹泻点　腰背点　止痒点　升压点

急救点　呃逆点　头顶点

退热点　前头点　颈项点　肩点　落枕点　眼点　鼻出血点　安眠点　踝点　止痛点　腰腿痛点

上焦点　大肠点　小肠点　牙痛点　哮喘点　脾点　胸痛点　运动点　扁桃体点　扁桃体点　感冒点　疟疾点

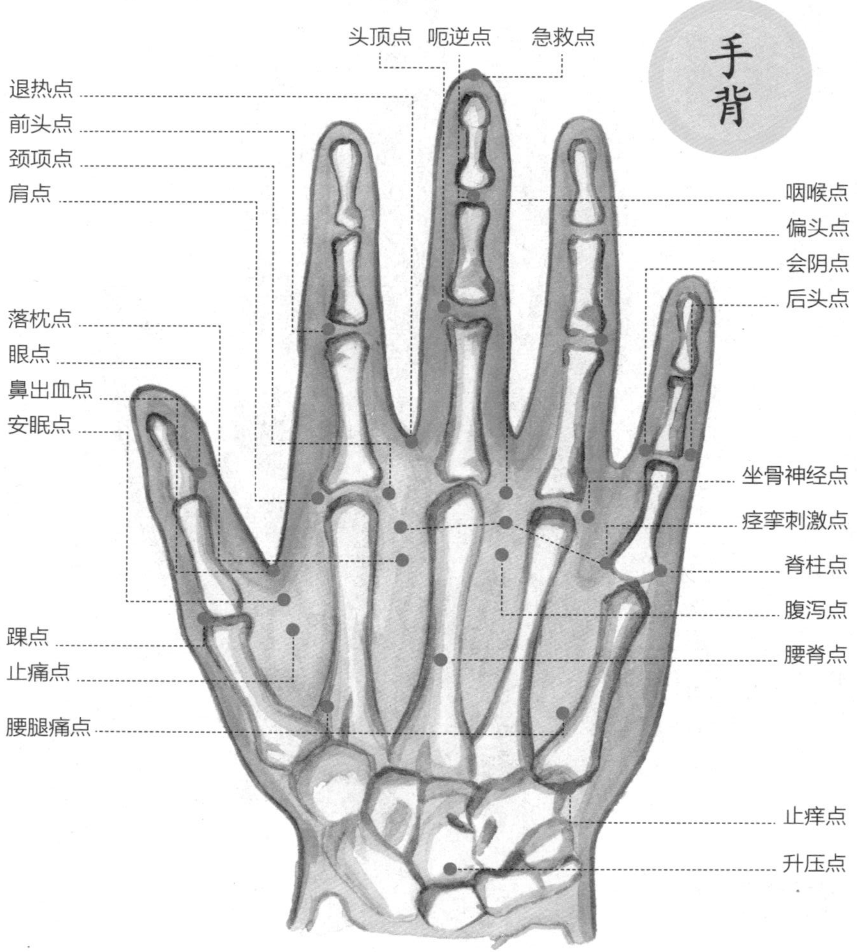

下焦点　中焦点　心点

手掌

肺点　肝点　肾点　命门点　哮喘新点　心悸点　胃肠痛点　定惊点　足跟痛点

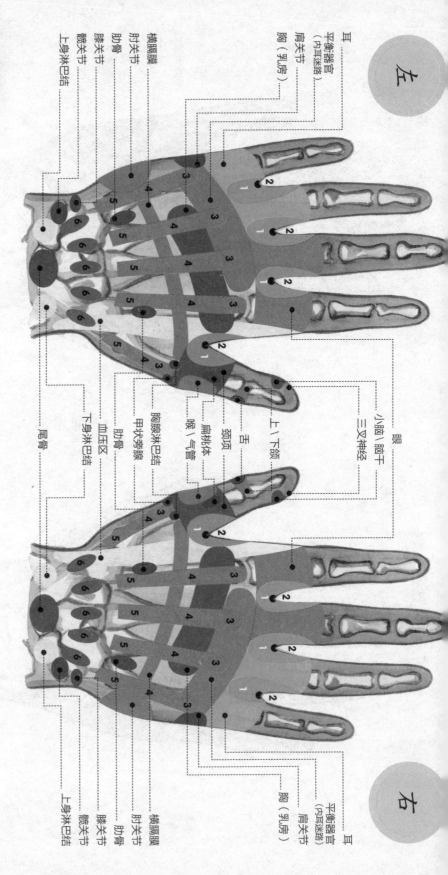

手背

手背反射区

HAND REFLECTION AREA

反 射 区 图

左

右

平衡器官
（内耳迷路）
肩关节
胸（乳房）

目

肩关节
平衡器官
（内耳迷路）

目

横膈膜
肘关节
助骨
膝关节
髋关节
上身淋巴结

眼
小脑\脑干
三叉神经

上\下颌
舌
颈项
喉\气管
扁桃体
甲状旁腺
胸腺淋巴结
助骨
血压区
下身淋巴结
上身淋巴结

尾骨

横膈膜
肘关节
助骨
膝关节
髋关节
上身淋巴结

胸（乳房）

1.颈肩后区 2.头颈淋巴结 3.颈椎 4.胸椎 5.腰椎 6.骶骨

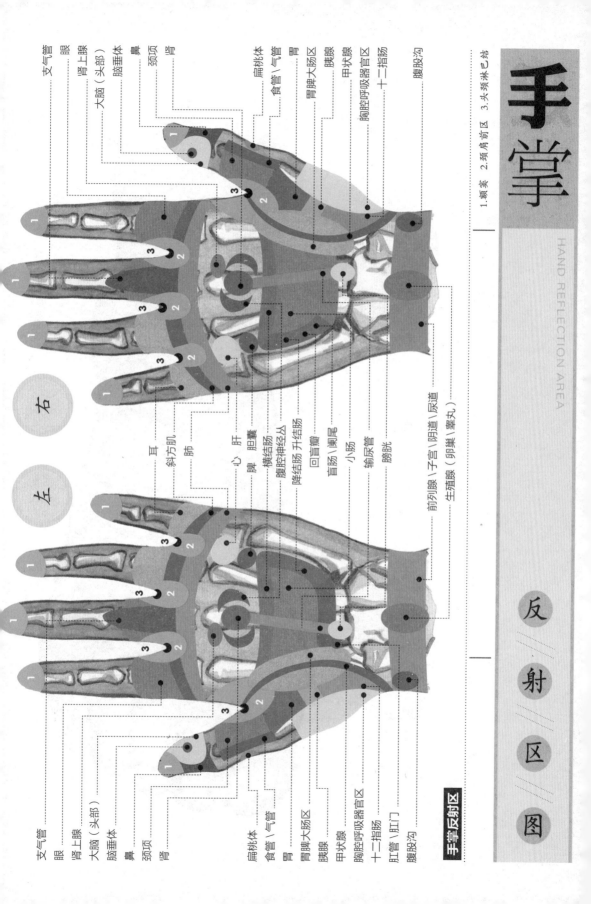

手掌

HAND REFLECTION AREA

1.颈突　2.颈肩前区　3.头颈淋巴结

反　射　区　图

右　**左**

支气管
眼
肾上腺
大脑（头部）
脑垂体
鼻
颈项
肾

扁桃体
食管\气管
胃
胃脾大肠区
胰腺
甲状腺
胸腔呼吸器官区
十二指肠
腹股沟

耳
斜方肌
肺

心　肝
脾　胆囊
横结肠
腹腔神经丛
降结肠 升结肠
回盲瓣
盲肠\阑尾
小肠
输尿管
膀胱

前列腺\子宫\阴道\尿道
生殖腺（卵巢\睾丸）

支气管
眼
肾上腺
大脑（头部）
脑垂体
鼻
颈项
肾

扁桃体
食管\气管
胃
胃脾大肠区
胰腺
甲状腺
胸腔呼吸器官区
十二指肠
肛管\肛门
腹股沟

手掌反射区

足背

反 / 射 / 区 / 图

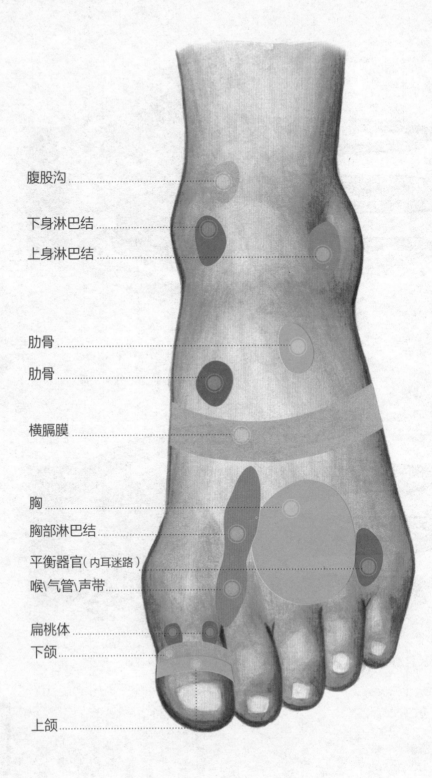

腹股沟.......................................

下身淋巴结.................................

上身淋巴结.................................

肋骨...

肋骨...

横膈膜.......................................

胸...

胸部淋巴结.................................

平衡器官(内耳迷路).......................

喉\气管\声带...............................

扁桃体.......................................

下颌...

上颌...

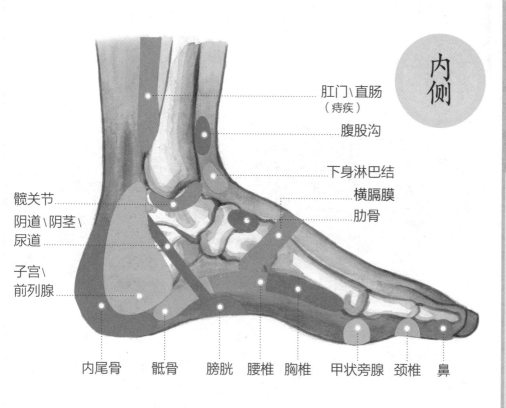

内侧

肛门\直肠
（痔疾）
腹股沟

下身淋巴结
横膈膜
肋骨

髋关节
阴道\阴茎\
尿道
子宫\
前列腺

内尾骨　骶骨　膀胱　腰椎　胸椎　甲状旁腺　颈椎　鼻

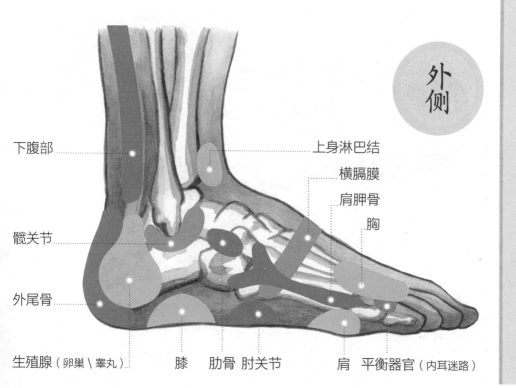

外侧

下腹部

髋关节

外尾骨

上身淋巴结
横膈膜
肩胛骨
胸

生殖腺（卵巢\睾丸）　膝　肋骨　肘关节　肩　平衡器官（内耳迷路）

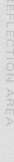

足
外内
侧侧

FOOT REFLECTION AREA

反

射

区

图

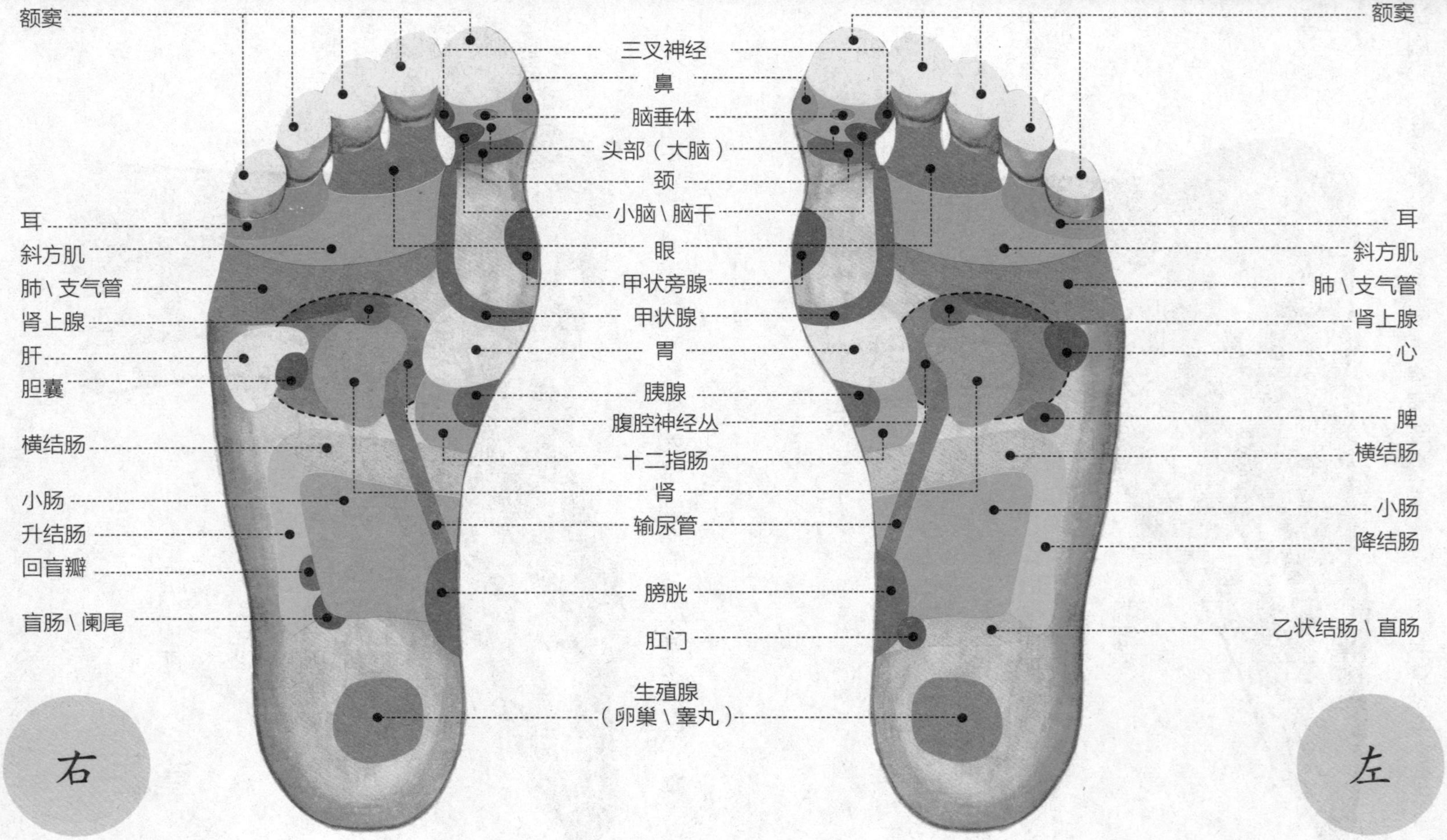

足底

FOOT REFLECTION AREA

反 射 区 图

右

左

额窦
耳
斜方肌
肺\支气管
肾上腺
肝
胆囊
横结肠
小肠
升结肠
回盲瓣
盲肠\阑尾

三叉神经
鼻
脑垂体
头部（大脑）
颈
小脑\脑干
眼
甲状旁腺
甲状腺
胃
胰腺
腹腔神经丛
十二指肠
输尿管
膀胱
肛门
生殖腺（卵巢\睾丸）

额窦
耳
斜方肌
肺\支气管
肾上腺
心
脾
横结肠
小肠
降结肠
乙状结肠\直肠

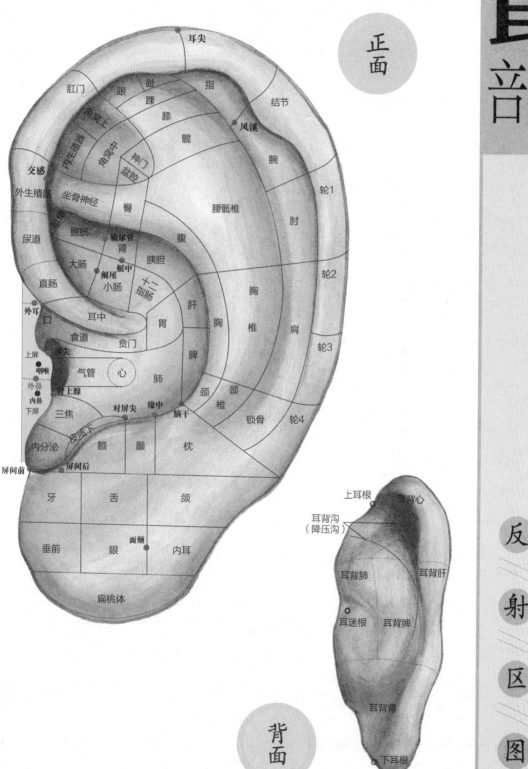

耳部

EAR REFLECTION AREA

正面

反射区图

背面

耳尖
肛门 跟 趾踝
指
膝 结节
角窝上 髋 风溪
内生殖器 角窝中 神门 腕
交感 盆腔 轮1
坐骨神经 臀 肘
外生殖器 腰骶椎
尿道 膀胱 输尿管 腹 轮2
肾 胰胆
大肠 艇中 胸椎
阑尾 十二 胸 肩
直肠 小肠 指肠 肝 轮3
外耳 口 耳中 胃
食道 贲门 脾 肺 颈
屏尖 心 颈椎 轮4
上屏 气管 锁骨
咽喉 肺
外鼻 肾上腺 缘中
内鼻 对屏尖 脑干
下屏 三焦 枕
内分泌 皮质下 颞
屏间前 屏间后 额 枕
牙 舌 颌
垂前 眼 面颊 内耳
扁桃体

上耳根 耳背心
耳背沟
（降压沟）
耳背肺 耳背肝
耳迷根 耳背脾
耳背肾
下耳根

前言

医生应该懂得医疗知识，其中按摩尤为重要。
——现代医学之父希波克拉底

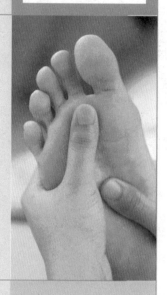

CAIHUI TUJIE

CONGTOU DAOJIAO

QIXIAO
ANMO

宋美龄自20世纪30年代起，便采用按摩的方法来保健身体。按摩不仅有效缓解了长期困扰她的胃病，更是让她的身体日益健康，很少生大病。60多岁时，宋美龄仍然身材匀称，肌肤白净，手指如凝脂般滑润，没有腰背佝偻等老态的模样。104岁时她的头发还没有全白，并且长到腰际，去世时牙齿也只补过几颗。凡是熟悉她的人，都认为这大半得益于按摩。

自古以来，按摩就是一种常用的养生保健方法。按摩是通过刺激人体特定的经络、穴位、反射区，以疏通气血、调理机体，达到调理疾病、缓解疼痛与不适、增强体质的目的。它不但为医家诊疗所用，更为人们自疗所广泛应用。大部分的人在身体出现疼痛或不适时，都会自然而然地通过按揉、捏拿等方法来减轻症状。

当前，按摩被誉为可以随身携带的好医生。这不仅因为自我按摩不需要花费任何金钱，能够随时随地操作，更因为它效果显著。在生活节奏越来越快的今天，糖尿病、高血压等"富贵病"正以前所未有的速度吞噬着人们的健康，并且患病人群越来越年轻化、普遍化；激烈的竞争和巨大的生活压力，使颈椎病、神经衰弱等病对人体健康的影响越发严重；疲劳、颈肩酸痛、失眠、消化不良等亚健康症状，更是很多人的"常客"；至于女性因内分泌紊乱等原因出现的色斑、雀斑等也着实让她们伤透了脑筋。其实，折磨身心的这些病痛和不适，都可以通过自我按摩得到改善。为此，我们精心编写了这本《彩绘图解从头到脚奇效按摩》。

本书简单、实用，从现代生活出发，介绍了近百种常见病、慢性病以及亚健康等不适症状的按摩疗法。为了能让这些方法易懂、易学、易操作，我们还为每一个按摩方法配备了精准的讲解和标准的示范图片，注明操作手法、力度、次数和时间。您无须熟悉人体构造，也无须深入了解博大精深的中医理论，只需"按图索骥"，在皮肤上捏一捏、按一按即可轻松实施按摩，维护自我健康。我们衷心希望按摩这一简便易行、安全有效、经济实用的传统自然疗法，能够更广泛地服务于大众，给广大读者带来实际的帮助。

本书为中医科普读物，为便于读者理解，我们尽量运用通俗的语言代替专业生僻的中医术语，并保留中医习惯用字，如"瘀血""泻火"等。希望我们的整理、编写能给爱好养生的朋友们提供更大帮助。书中不足之处，恳请广大读者批评指正。

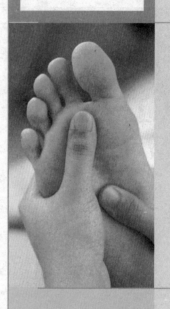

CAIHUI TUJIE
CONGTOU
DAOJIAO
QIXIAO
· ANMO

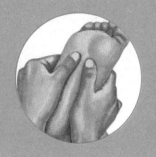

目录
CONTENTS

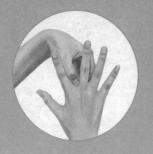
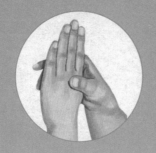
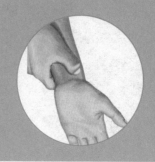

第5章 按摩缓解不适症状

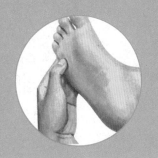
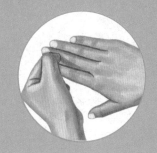
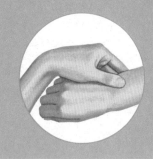

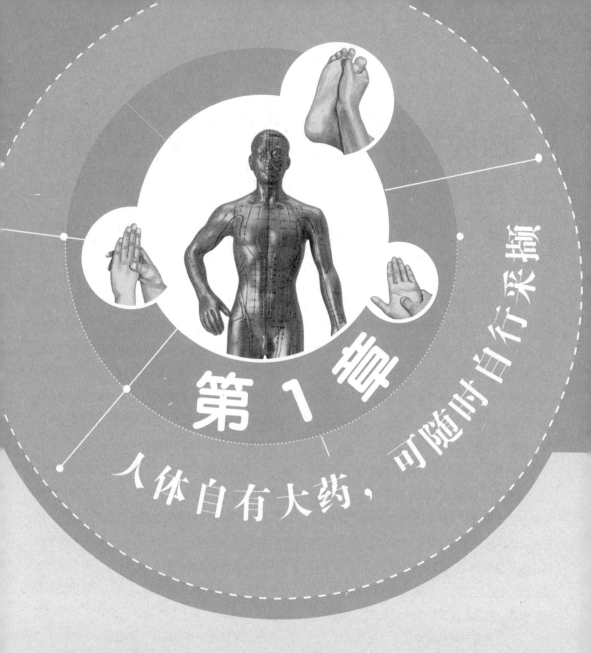

第 1 章

人体自有大药，可随时自行采撷

　　中医学博大精深，留下了无数典籍，也留下了无数治病救人的方法。千百年来，按摩作为一种调理疾患的方法，一直备受医家推崇。我国医学圣典《黄帝内经》中说"形数惊恐，经络不通，病生于不仁，治之以按摩醪药……"唐代著名医学家孙思邈在他的《千金方》中也写道"按摩日三遍，一月后百病并除，行及奔马……"在这些岐黄圣师的著作中，按摩展现了其令人难以置信的神奇功效。

　　如今，按摩疗法以其简便的操作方法、显著持久的功效、接近于零的成本受到全世界人民的喜爱，按摩馆在世界遍地开花。为什么按摩能防控疾病？人体中到底隐藏着怎样的秘密？在回答这些问题前，我们先来看一个真实的故事。

"脚底按摩之父"的奇妙祛病法

⊙ 俗话说"久病成医"，台湾著名的"脚底按摩之父"吴若石，就是这句话的最好演绎者。

1970年，身为神父的吴若石自瑞士前往中国台湾偏远之地传教，当地的气候条件又湿又热，不久他便患上了关节炎，关节处常常疼痛难忍，严重影响了他的工作和生活质量。时常在半夜被痛醒的经历，更是让他的精神承受了莫大压力。当地就医困难，好不容易看一次病，西医却束手无策，只能给他开一些止痛片。

就这样，关节的病痛一直折磨了吴若石9年。1979年，他的好友薛先生送给他一本关于按摩的书。薛先生因为用书中介绍的方法治好了母亲的病，所以希望这本书也能帮吴若石解除痛苦。薛先生先是示范性地在吴若石脚底捏了两下，痛得他哇哇大叫，但痛完后他却感觉浑身舒畅。于是"病急乱投医"的吴若石便尝试性地按摩了几天，没想到关节的疼痛竟然渐渐减轻。他备受鼓舞，此后每天晚上都对照书本潜心研究、认真照做。一段时间后，奇迹发生了，困扰了他9年的关节痛就在这样揉揉按按下不药而愈。

自己的病痛解除后，吴若石开始用学到的按摩法为他人治病。在他手上康复的人不计其数，有中风患者、糖尿病患者、胃痛患者等。而他最著名的一次治病经历，就是为著名主持人李文治疗重症肌无力。当时李文因病面临着失去健康、失去工作的双重困难，经人介绍，向吴若石求医。吴若石每天为她按摩多次。十几天后李文去医院检查，医生惊奇地发现，她的病竟大大改善，完全不用开刀了。此后，吴若石的按摩法迅速风靡台湾岛。人们一改从前旧的治病观念，纷纷采取这种不打针、不吃药甚至不花钱的自然疗法来改善病痛、维护健康。

吴若石说，他只是将中国的东西带回来还给中国人。的确如此，按摩疗法在中国流传甚久，传统中医早就通过按摩人的头部、躯干、四肢等处来治病救人。早在几千年前的《黄帝内经》中就有按摩机理的阐述。宋代也有按摩产妇腰腹，紧急处理难产的记载。到了明朝更是有摸先生一说，据说"人有痛苦，摸先生手摸之辄愈"，这摸先生就是现今的按摩师。

想当初，吴若石的按摩法因为影响了台湾岛内医院的生意，还曾经遭到岛内众多医院的联手抵制。而现在，以脚底按摩为代表的"中医按摩"已经走进了各类医院，成为临床调理疾病的常用手段。它在缓解病痛、调整脏腑功能、解除肌肉痉挛、松解软组织粘连、活血化瘀、减压美容等方面的功效，更是得到了现代医学研究的认同和赞赏。

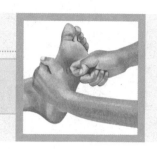

从操作手法看，按摩只不过是在人体皮肉上揉揉捏捏，是实打实的"表面功夫"。如果说它可调理皮肉筋骨病还可以理解，但临床诊疗表明，它对糖尿病、慢性胃炎甚至高血压等脏腑病也有一定的疗效。为什么作用于皮肉的按摩法能影响脏腑呢？按摩又何以能炼成消百病的"大药"呢？这就不得不提中医里一个古老而又神奇的概念——经络。

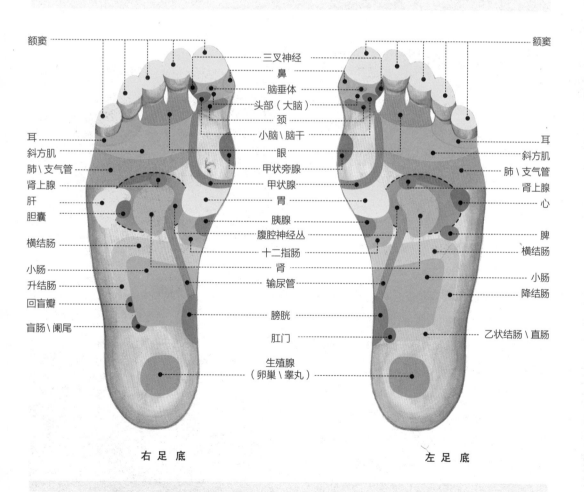

右 足 底　　　　　　　　　　左 足 底

3

按摩何以炼成"大药"

"决生死，处百病"的人体经络 ⚠

　　说到按摩，就不得不提经络。许多人了解经络都是通过武侠小说或电视剧，在那里，打通经络是"武林高手"们练成绝世武功的"必经之路"。其实，就算在现实生活中，畅通经络对普通人来说也一样重要。我国传统医学奠基之作《黄帝内经》中就曾经说过"经脉者，所以能决死生，处百病，调虚实，不可不通"。

揭开经络的神秘面纱 ⚠

　　经络一词最早出现于《黄帝内经》，被认为是"人之所以生，病之所以成，人之所以治，病之所以起"的根本，对人体健康尤为重要。

　　在中医理论中，人体内部存在一个庞大的经络系统。经络"内属于腑脏，外络于肢节"，联通了人的五脏六腑、四肢百骸、五官九窍、皮肉筋骨等组织器官。它纵横交错、入里出表、通上达下，将人体组成一个有机整体。它既可以将体表感受的各种刺激，传导至脏腑；也可以将脏腑的信息，传达至体表。身体各部分之所以能保持相对的协调与统一，完全是依赖经络的联系和沟通。可见，经络系统堪称是人体的总调控系统。

　　此外，经络还是人体养分的供给线，负责运行人体最重要的物质——气血。《黄帝内经》有云"五脏之道，皆出于经隧，以行气血，血气不和，百病乃变化而生。"气血是人

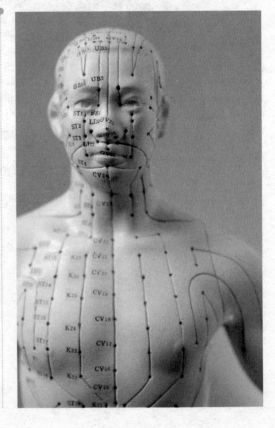

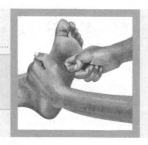

体生命活动的物质基础，全身各组织器官只有得到气血的濡养才能完成正常的生理功能。而经络正是将气血输送到全身各组织脏器的通道。因此，经络只有畅通，才能"行气血"以荣养机体、濡润筋骨、滑利关节，确保生命活动的顺利进行和新陈代谢的旺盛。否则，脏器就会因协调异常而出现功能紊乱现象；机体就会因缺少养分而退化或衰竭；卫外功能就会减弱或丧失，从而使外邪能够长驱直入侵犯人体内部，这样病痛便会接踵而至。

如果把人体比作一个城市，那么经络就像是城市里的电路系统。它四通八达，网罗整座城市，为工厂、机关、家庭输送电力。一旦某条电路出现故障，轻者可导致局部供电中断，影响部分地区的正常运转；重者可能会使整个城市都陷入混乱。而此时，解决一切问题的关键就是修复电路，恢复供电。人体与其类似，病痛出现时，必是因为相应经络阻滞。此时，只要疏通经络，接通人体"电路"，使经络的联络、供养和防御功能恢复正常，那么机体便会重新正常运转，疾病自然也就不药而愈了。

按摩，正是在行使"修复"人体电路的职责。它大都作用于人体表面经络的循行处，通过刺激经络，并利用经络的传导作用，疏通经络瘀堵，调整相应脏腑功能，从而达到祛病、去痛的目的。

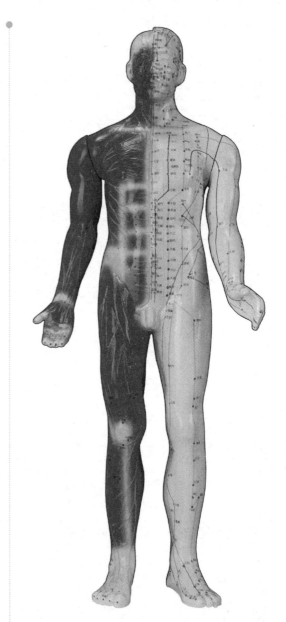

▲ 人体经络

经络的组成 (!)

经络是经脉和络脉的总称。经脉包括十二经脉、奇经八脉、十二经别、十二皮部、十二经筋。络脉包括别络、浮络和孙络。经络根据其对人体的重要性，有偏正之分。十二经脉和奇经八脉支配整个人体，属主脉。络脉功能相对较小，因此属次脉。

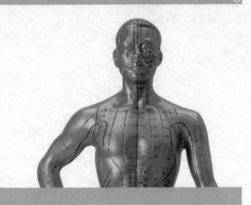

十二经脉

十二经脉是经络的主干，因此被称为"正经"，是人体内部运行气血的主要通道，对称地分布于人体两侧。这十二条经脉沿特定的方向循行，它们之间可以连贯起来，构成环状的流注关系。正因为此，气血才得以在经脉中周流，荣养人体。十二经脉的循行区是按摩的主要对象。

奇经八脉

奇经八脉就是别道奇行的经脉。这八条经脉的循行错综于十二正经之间，而且与正经在人体多处相交会。它将部位相近、功能相似的经脉连接起来，有蓄藏十二经气血和调节十二经盛衰的作用。当十二经脉及脏腑气血旺盛时，奇经八脉能加以蓄积；当人体功能活动需要气血时，奇经八脉又能补充供给。

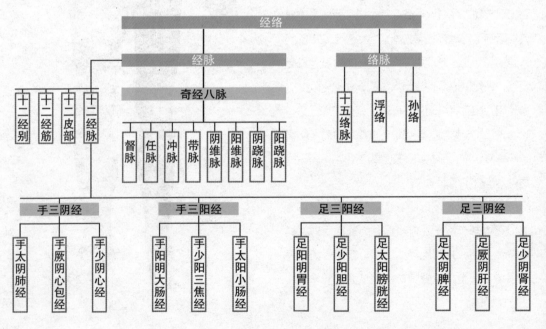

络脉

　　络脉是人体内经脉的分支，纵横交错，网络周身，无处不在，包括别络、浮络、孙络三类。别络指人体十二经脉和任督二脉各自别出的络，再加上位于体侧的脾之大络，共十五条。十五络脉的主要作用是加强十二经脉中表里两经的联系，从而沟通表里两经的经气，补充十二经脉循行的不足，灌渗气血以濡养全身。浮络是络脉中浮行于浅表部位的分支，而孙络则是络脉中最细小的分支。它们的作用同样是输布气血，濡养全身。

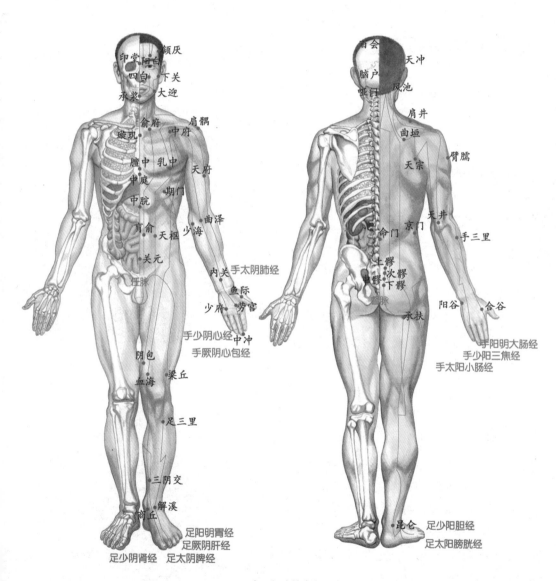

▲十二经脉的走向

防病又消病的穴位 ⚠

　　除了经络，穴位是第二个被武侠小说家们"神话"了的东西。有的时候我们不禁会问，真的有"笑穴""哭穴"吗？点一个穴位真的就能让人无法动弹了吗？穴位真的有这么神奇吗？

　　其实在我国传统医学中，穴位是人体上的奇妙孔隙，适当加以刺激能够有效预防并调理各种疾病，这也正是千百年来维护中华民族健康与繁衍的法宝之一。

解密神奇的穴位 ⚠

　　凡孔穴者，是经络所行往来处，引气远入抽病也。

　　　　　　　　　　——《千金方》

　　穴位是经络气血输注出入体表的特殊部位，又叫"腧穴"。《黄帝内经》中称穴位为"脉气所发"和"神气之所游行出入"。如果说人体纵横交错的经络是联系各脏器的纽带，那么穴位就是这些纽带上的功能点、敏感点。它能够在人体正常时通行营卫；在受到刺激时，将刺激沿经络的循行线传导给下一穴位，从而打通经络、调通气血、驱邪扶正、调理疾病。因此穴位自古以来就是针灸、气功等疗法的施术部位，更是按摩消病的重点部位。而现代医学研究也证明，适当刺激穴位确实可明显改善人体神经、内分泌、呼吸、循环、消化等多个系统的功能。

　　此外，穴位通过经络与内部脏腑相连。因此穴位处感觉、色泽和形态的异常，在一定程度上能反映出脏腑经络的病变。如肺脏病病人常可在中府、肺俞、膏肓等穴出现压痛；冠心病病人可在神堂出现压痛等。由此可见，如果我们能常按穴位，就能及早发现脏腑的不适，及早治疗，避免酿成严重后果。

▼背腰部常用穴位

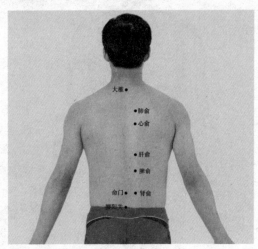

▼胸腹部常用穴位

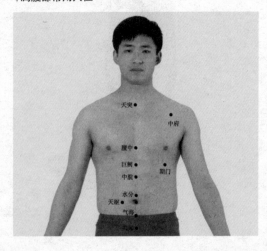

穴位的分类

人体穴位众多，大体上可以分为三类：经穴、奇穴、阿是穴。

经穴

经穴是指十二经脉和任督二脉上的穴位，又称"十四经穴"，是穴位的主体部分。十二经脉在人体左右各有一条，所以十二经脉上的穴位都是左右对称的，一个穴名有两个穴位；任、督二脉是"单行线"，所以任、督二脉上的穴位都是单穴，一个穴名只有一个穴位。《黄帝内经》中共记载了160个经穴穴名，现在已经发展为361个穴名，670个穴位。

由于经穴分布在十四经脉的循行路线上，和经脉密切相关，所以它们不仅具有佐治本经病症的作用，还能反映十四经及其所属脏腑的病症。

奇穴

奇穴是指不属于"十四经穴"的一些穴位，因为它们在缓解病痛时有奇效，因此被称为"奇穴"，又名"经外奇穴"。奇穴虽然分布零乱，有的在十四经的循行线上，有的不在，但都与经络系统有着密切的联系。有的奇穴由多个穴位组合而成，如十宣、八风、夹脊穴等。

奇穴多数对特定的病症有着特定的疗效，它们的功效通常来说都比较单纯。

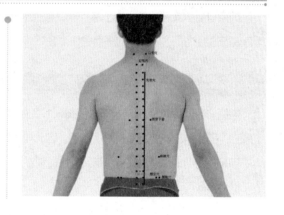

阿是穴

如果身体某处经气阻滞，出现病灶，其相应的区域就会产生疼痛。"阿是穴"就是指身体上的病痛处或与病痛有关的压痛点、敏感点。也就是说，病人身体被按压时出现痛感、热感、酸楚、麻胀或舒适感的部位，就是阿是穴。"阿"有痛的意思，人被按压身体疼痛处时，会发出"啊"的声音，阿是穴因此而得名。

阿是穴既没有具体的名称，也没有具体的定位。适度地刺激一下阿是穴，相当于直接刺激经络阻滞处。因此刺激"阿是穴"所带来的效果常常比敲打那些固定穴位还要明显。

此外，阿是穴在临床诊断上也有一定的参考价值，如某人足三里穴下1~2寸间有明显压痛，且右下腹部疼痛时，极有可能是患了阑尾炎。

巧找穴位 ⓘ

在针灸治疗的过程中，准确取穴是十分重要的。医者只有在找对穴位的前提下才能实施针灸，而受针者才不会有剧烈的痛感。

按摩取穴的要求虽然没有针灸那样严格，但找准了穴位，不需要很用力，被按摩者就会有酸、胀、痛、麻、热的感觉，就会有一定的效果。反之，可能就算用再大的力气，也达不到预期疗效，甚至还会对被按摩者的身体造成伤害。

其实，找准穴位并不难，它有一些巧方法：

找痛点法

找痛点是最简单、最有效的找穴方法，也就是说身体上的疼痛或不适部位就是应当按摩之处。中医理论中将肌肉组织的一些疼痛、麻木、寒凉，甚至紧张、僵硬、挛缩等异常现象都纳入了"痛"的范畴。

如果身体的某些部位出现上述症状，则说明此处"筋脉拘急，气血不通"。用按摩法刺激痛处，可有效疏通经络。这样身体的病痛很快就会好转。

手指同身寸取穴法

中医诊疗时，常常以手指作为度量尺寸和寻找穴位的标准。人的手指在生长的过程中与身体的其他部位，在大小、长短上有相对的比例，因此可以选取本人手指的某一部分作为长度单位。

中指同身寸：以本人中指中间一节屈曲时内侧两端横纹头之间为一寸。此法可用于四肢部取穴的直寸和背部取穴的横寸。

拇指同身寸：以本人大拇指的宽度为一寸。此法也适用于四肢部的直寸取穴。

横指同身寸：本人将食指、中指、无名指和小指并拢，以中指中节横纹处为准，四指横置为3寸。这种取穴法多用于四肢、下腹部的直寸及背部的横寸。

骨度分寸取穴法

骨度分寸法，古称"骨度法"，即以骨节为主要标志测量周身各部的长短，并依其尺寸按比例折算为定穴标准。骨度分寸应当以患者的本身身材为依据。一般来说，两乳头的间距为8寸；心窝到肚脐的距离约为8寸；肚脐到耻骨的距离约为5寸。

参照物取穴法

"参照物"可以是人体的某些部位，如两眉之间取印堂穴，两乳之间取膻中穴，鼻尖定素髎穴，脐中定神阙穴等；也可以是一些位置明确的经络、穴位，如督脉和任脉位于人体正中线，其上的穴位较易确定，因此常作为两旁经穴定位的参考依据；取肢体外侧面的穴位时，应主要观察筋骨的凹陷等骨性标志；取肢体内侧面的穴位时，应注意动脉的搏动。

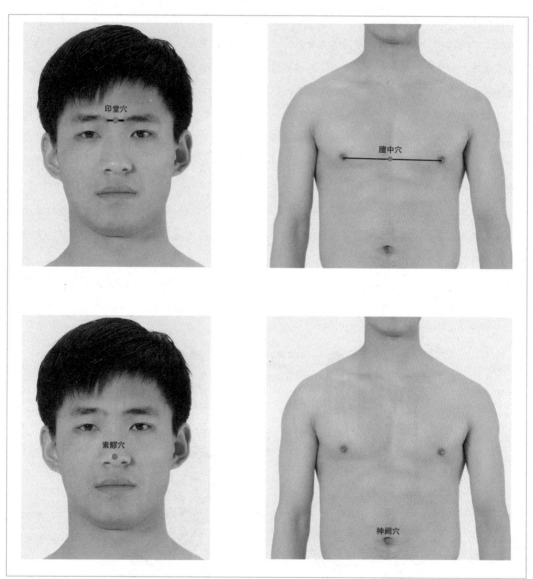

"直捣病灶"的手足耳奇效反射区 !

除了经络和穴位，当前手足耳反射区也是按摩疗法的一个重要实施部位。

现代生物学认为，人体每一个有独立功能的器官都含有人的整体信息和图像。机体所有脏器在这些独特的器官上都有着各自的"投影区"。这些包含人体全部信息的每一个有独立功能的"投影区"即是所谓的"反射区"。这些反射区具有与人体器官相对应的特点，当人体某个器官发生生理变化时，它相应的反射区首先会做出反应，如出现色变、按压有条索状物或出现压痛等异常情况。如果我们对这些"反射区"加以按摩，就能直接调节和改善相对应的组织器官，乃至整体的生理功能，达到预防并调理疾病的目的。

现代科学研究也证明了这一点。研究发现，当刺激病变器官相对应的反射区时，人会有明显痛感，这种痛感会引起一系列神经体液的调节，从而激发人体潜能，调节机体的免疫力和抗病能力，阻断原有病理信息的反射，同时使体内产生大量的特殊"物质"，如多种"内源性药物因子"。这些"物质"可有效缓解人体病痛。

在人体众多反射区中，手、足、耳是发育程度较高、最理想的反射区。因为它们最接近整体。人的循环系统、消化系统、呼吸系统、内分泌系统、代谢系统、神经系统、运动系统、生殖系统以及五官等都能在手、足、耳部找到相对应的"反射区"。此外，手、足、耳神经丰富，感觉敏锐，信息传导路径密集，相对于身体其他部位来说又较容易实施按摩，因此越来越多的人开始接受包含手、足、耳反射区的按摩疗法。

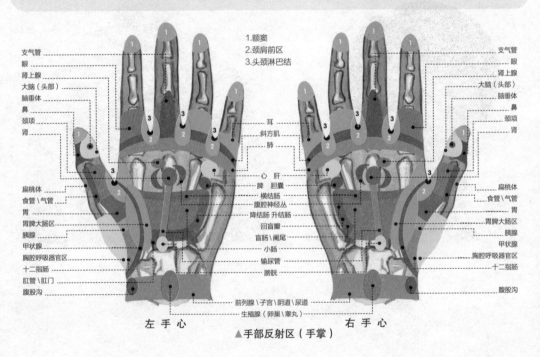

▲手部反射区（手掌）

手是人外在的大脑 !

　　人的双手分布有丰富的毛细血管网和末梢神经，是人体运用最多的组织器官。它分布有许多重要的经络和穴位，更有众多和人体脏器密切相关的反射区。因此在人体这个生命系统中，手是最能反映人体健康的器官，是生理和病理的显示器，记录着人体全部的身体健康信息，被称为是"人外在的大脑"。

　　每只手都有65个重要的反射区，人体的每个脏腑器官均在手上有反射区。内在脏腑器官的信息可以通过这些反射区反映出来，对这些反射区进行按摩刺激，就能有效地调整脏腑器官的功能，改善其病理状态，充分发挥人体的生物功能，祛病除疾、延年益寿。

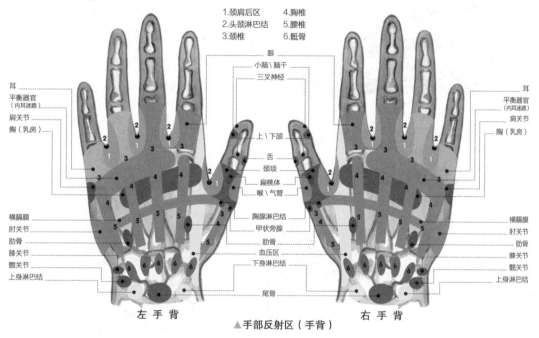

1.颈肩后区　4.胸椎
2.头颈淋巴结　5.腰椎
3.颈椎　6.骶骨

眼
小脑\脑干
三叉神经
上\下颌
舌
颈项
扁桃体
喉\气管
胸腺淋巴结
甲状旁腺
肋骨
血压区
下身淋巴结
尾骨

耳
平衡器官（内耳迷路）
肩关节
胸（乳房）
横膈膜
肘关节
肋骨
膝关节
髋关节
上身淋巴结

左手背　　右手背

▲ 手部反射区（手背）

足是人体的第二心脏 !

　　俗话说"木枯根先竭，人老足先衰。"若把人体比喻为一棵树的话，那么足即为其根部，树根枯竭则枝折叶落，大树夭折。因此说双足健康是人体健康的保证。人的双脚密布着丰富的毛细血管、毛细淋巴管和神经末梢，与人

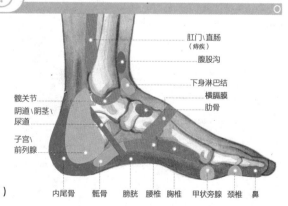

肛门\直肠（痔疾）
腹股沟
下身淋巴结
横膈膜
肋骨

髋关节
阴道\阴茎\尿道
子宫\前列腺

▶ 脚部反射区（足内侧）

内尾骨　骶骨　膀胱　腰椎　胸椎　甲状旁腺　颈椎　鼻

13

体五脏六腑和大脑组织密切相关，因此说足是人体的第二心脏。

　　足部反射区位于膝盖以下，遍布于足的足底、足背、内侧、外侧以及小腿，不仅仅局限于

足底。足部反射区的排列与人体各器官的解剖位置基本一致。当于坐位或卧位，双足并拢两下肢前伸时，相当于他们面对着你坐着。拇指部是头部；足跟部是臀部；接近正中线的部位和器官的反射区在足内侧，如脊柱、子宫等；远离正中线的器官和部位的反射区在足外侧，如肩部、生殖腺等。

　　刺激双足的反射区，可产生神经反射作用，调节机体内环境的平衡，增强机体各组织器官潜在的原动力，从而起到调节机体各组织器官的生理功能，加速血液循环，提高内分泌功能，加强机体新陈代谢的作用，进而达到缓解病痛、养生保健的目的。

▼脚部反射区（足外侧）

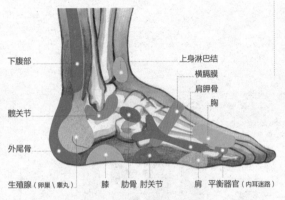

下腹部　　髋关节　　外尾骨　　生殖腺（卵巢／睾丸）　　膝　肋骨　肘关节　　肩　平衡器官（内耳迷路）　　上身淋巴结　横膈膜　肩胛骨　胸

耳是人体的缩影

　　耳郭就像是一个头朝下、臀朝上、倒着蜷缩在子宫里的胎儿。人身上的所有器官大到五脏六腑、小到五官七窍，都在耳朵上有一个反应点。这个反应点就是小号的"反射区"。耳部共有300多个反应点。按摩双耳及其上反应点，能有效调节神经的兴奋和抑制过程，增强代谢功能，促进血液循环，从而有效镇痛、安神、消炎、止咳、发汗、退热、催眠等。

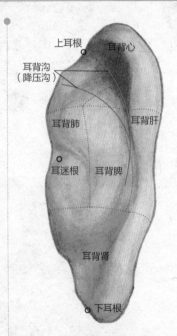

耳部背面反射区

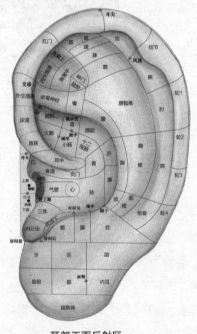

耳部正面反射区

▲耳部反射区

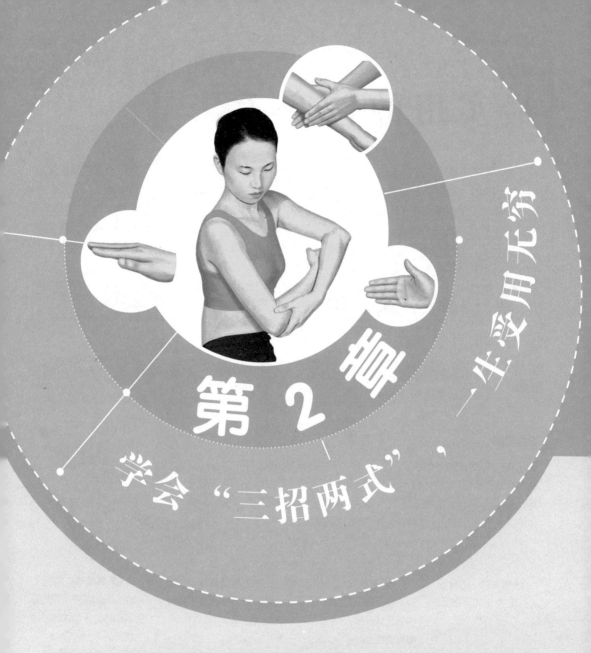

第 2 章

学会 "三招两式",一生受用无穷

　　在生活中，我们很多时候都做着不自觉的按摩动作。比如说，颈肩不舒服就敲一敲、捏一捏，背腰不舒服就捶一捶，精神不好就按一按额头，其实这都是按摩。按摩是一种古老的调理疾病的方法，远在两千多年前的春秋战国时期就被广泛应用于医疗实践中。它主要通过各种手法，刺激人的皮肤、肌肉、关节等，以疏通经络，促进局部血液循环，加快炎症渗出的吸收，起到提高机体抗病能力、缓解病痛的作用。

　　当前，经过几千年的发展，按摩手法的数量已经多达几十种。但对于普通人来说，只要掌握日常常用、便于操作且具有不同刺激力度的几种手法即可。方法不在多，只要管用，"三招两式"便足够享用一生。

SELF MASSAGE
最实用的按摩手法

⊙ 按摩，指施术者用手指、手掌、肘部以及身体的其他部位作用于受术者的体表，通过施以一定的力度，调理患者疾病的手段。常用的按摩手法包括：按法、摩法、推法、拿法、捏法、掐法、揉法、拍法等。在实际应用中，我们还常常将两种或多种手法结合起来组成复合手法，如按法常与揉法、压法等结合，组成"按揉法""按压法"等。其他复合手法还有捏拿法、搓摩法、梳理法、拇指按压法、一指禅推法等。按摩时，不同的穴位和反射区如果选用了合适的手法，可以增强按摩效果，起到事半功倍的作用。

按 ▷ 揉 ▷ 点 ▷ 滚

按法

◎指用手指、掌根或肘部按压体表或穴位，逐渐用力深压的一种手法，主要有指按法、掌按法、肘按法三种。

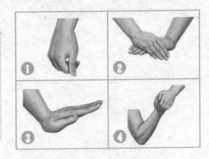

适用范围

按法是一种刺激较强的手法，具有放松肌肉、矫正畸形、安心宁神、镇静止痛等作用。

要领

1.着力部位要紧贴体表，不可移动。
2.用力要由轻而重，再到轻，可配合重心的移位。
3.忌用暴力。

❶ 指按法：用拇指端或指腹垂直向下按压穴位。

❷ 掌按法：用手掌向下按压体表的方法。可用单掌或双掌，也可用双掌重叠按压。

❸ 掌根按法：用掌根着力，向下按患者体表的方法。

❹ 肘按法：肘关节屈曲，以肘关节尺骨鹰嘴突起部着力于施术部位用力按压。

揉法

◎用手指、手掌或鱼际部（手掌的两侧呈鱼腹状隆起处，外侧者叫大鱼际，内侧者叫作小鱼际）在体表穴位处做轻柔缓和的揉动的手法。

适用范围

揉法轻柔缓和，刺激量小，适用于全身各部位，具有消积导滞、活血化瘀、舒筋活络、缓解痉挛、消肿止痛、祛风散寒等作用。

要领

1.腕部放松，以肘部为支点，前臂做主动摆动，带动腕部做轻柔缓和的摆动。
2.频率为每分钟120~160次。

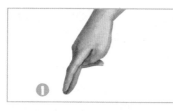 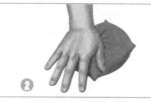 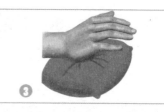

❶ 指揉法：用拇指指腹或食、中指指腹揉动体表的穴位。　❷ 大鱼际揉法：用手掌大鱼际在体表的腰、腹、四肢等处揉动。　❸ 掌根揉法：用手掌掌根在体表的腰、腹、四肢等处揉动。

点法

◎用指端或指间关节等突起部位，固定于体表某个部位或穴位上点压的方法。

适用范围

点法作用面积小，刺激量大，可用于全身穴位，具有疏通经络、调理脏腑、活血止痛等作用。

要领

1.垂直用力，逐渐加重。
2.操作时间宜短，点到而止。

❶ 拇指点法：用拇指端点按在施术部位的穴位上，拇指指端着力，点按时拇指与施术部位呈80°角。

❷ 屈食指点法：用食指关节背侧面突起处点穴的方法。拇指指间关节屈曲。用指间关节背侧面顶食指近端指间关节掌面。握拳伸腕，用食指近端指间关节背面突起处点压穴位。

❸ 三指点法：用三指点体表某部位的方法。三指并点法：即食、中、无名指指端并拢，用指端点压在经络上，定而不移。

❹ 握拳点法：握拳屈拇指，用拇指关节背面突起处点压的方法。握拳，用拇指指关节掌面抵食指关节指面，用拇指指关节背侧突起处点压。

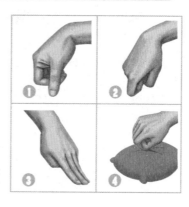

滚法

◎以第五掌指关节背侧贴于施术部位，通过腕关节的屈伸运动和前臂的旋转运动，使小鱼际和手背在施术部位上做连续不断的滚动。

适用范围

滚法压力较大，接触面较广，具有疏通经络、活血止痛、解除痉挛、放松肌肉、滑利关节等作用。

要领

1.肩关节放松，腕关节放松，手指自然弯曲。
2.腕关节屈伸120°，掌背的1/2面积接触皮肤。
3.前滚和回滚时着力轻重之比为3：1。

❶ 小滚法：以小指、无名指、中指及小指第1节指背在施术部位做连续不断的滚动。

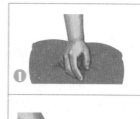

❷ 大滚法：以小鱼际和手背在施术部位上做连续不断的滚动。

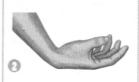

推 ▷ 摩 ▷ 擦 ▷ 搓

推法
◎用手或拳在体表做直线缓慢运动。

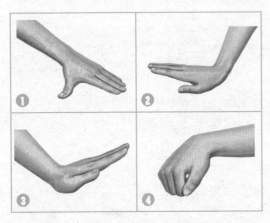

适用范围
推法可在人体各部位使用。具有疏通经络、行气活血、消积导滞、解痉镇痛等作用。

要领
1.紧贴体表，带动皮下肌肉组织。
2.单方向直线缓慢运动。
3.局部涂抹按摩油。

❶ **拇指一指禅推法**：用拇指指腹在颈项、手、足等部位做推动或双指重叠加力。

❷ **全掌直推法**：用全掌着力于背、腰或四肢处做推动，力量深透，单方向直推。

❸ **掌根反推法**：用掌根作用于背、腰、臀及下肢部，着力深透，单方向直推。

❹ **拳推法**：用食指、中指、无名指、小指指间关节作用于脊柱两侧做推法。

摩法
◎用手指或手掌在体表部位做有节律的直线往返或环形移动的手法。

适用范围
摩法轻柔缓和，具有行气活血、理气和中、祛瘀消肿、清腑排浊、健脾和胃等作用。

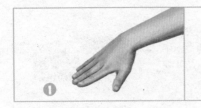

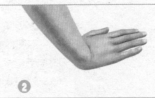

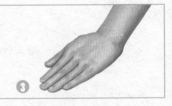

❶ **指摩法**：用食指、中指、无名指相并，指面附着于体表，做节律性环旋运动。

❷ **掌摩法**：用手掌面附着于体表，连同前臂做节律性的环旋或往返运动。

❸ **四指摩法**：以食指、中指、无名指、小指指腹协同作用，以腕关节的活动带动进行环转抚摩的方法。

要领

1.肘关节自然屈曲、腕部放松。　2.指、掌自然伸直。　3.指摩法每分钟120次，掌摩法每分钟80次。

擦法

◎用手掌的大鱼际、小鱼际或掌根等部位附着在一定皮肤表面，做直线来回摩擦的手法。

适用范围

擦法是一种柔和温热的刺激，可用于身体各部，具有行气活血、温通经络、健脾和胃、消肿止痛等作用。

❶ **大鱼际擦法**：手指并拢微屈成虚掌，用大鱼际及掌根部紧贴皮肤做直线往返摩擦，连续反复操作，以透热为度。用于四肢、腰骶。

要领

1.腕关节伸直，使前臂与手接近相平。　　2.紧贴体表。

3.推动幅度要大。　　4.涂抹按摩油。

5.频率为每分钟100~120次。

❷ **小鱼际擦法**：手掌伸直，用小鱼际的尺侧部紧贴皮肤，做直线往返，反复操作，以透热为度。用于腰骶、四肢、脊柱两侧。

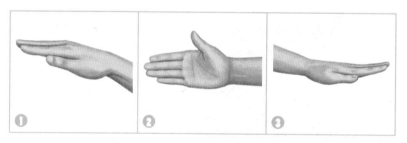

❸ **掌擦法**：手掌自然伸直，紧贴于皮肤，做直线往返，反复操作，以皮肤透热为度。用于胸腹部、四肢部、肩背部。

搓法

◎指用双手掌面夹住施术部位，相对用力做快速搓揉，同时上下往返移动的手法。

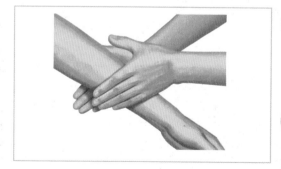

适用范围

搓法具有通经活络、调和气血、放松肌肉、解除疲劳等作用。

要领

1.用力要均匀，方向相反。

2.搓揉动作要快，但在足部的移动要慢。

3.搓揉动作灵活而连贯。

以在手臂施用搓法为例，用两手掌面夹住手臂，用力做相反方向的快速搓揉动作，同时上下往返移动。

拿 ▸ 捏 ▸ 掐 ▸ 摇

拿法

◎手指呈钳形，提拿局部肌肉或肌筋的方法。

适用范围

拿法刺激较强，多用于较厚的肌肉筋腱，具有通经活络、行气开窍、祛风散寒、解痉止痛等作用。

要领

1.腕关节要放松，摆动灵活。
2.手指之间相对用力，力量由轻而重。
3.动作缓和有连贯性。
4.频率为每分钟60~80次。

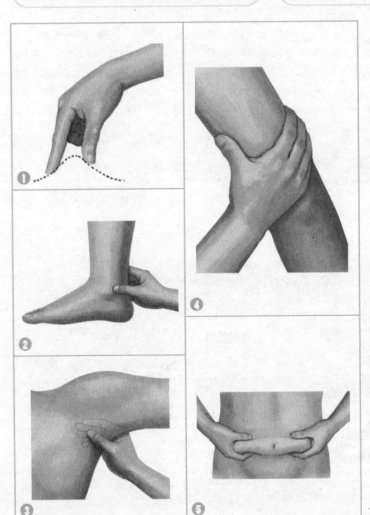

❶ 二指拿法：用拇、食指提拿穴位。

❷ 三指或四指拿法：用拇、食、中或拇、食、中、无名指提拿颈项部或上肢及腕、踝关节。

❸ 五指拿法：用拇指与其余四指提拿肩、四肢等部位。

❹ 掌拿法：掌心紧贴应拿部位，进行较缓慢拿揉动作。掌心与局部贴紧，四指、掌根和拇指合力对拿，着力面要轻重适宜。

❺ 抖动拿法：用指拿法或掌拿法提起肌肉，进行较快均匀抖动的方法，指腹与掌根着力，均匀地前后抖动3~8次，然后慢慢松开，反复数次，动作和缓连续，勿要掐皮肤。

捏法

◎用指腹相对用力挤捏肌肤的手法。

适用范围

捏法具有舒筋通络、行气活血、调理脾胃、消积化痰等作用。

要领

1.相对用力，由轻而重。
2.腕关节放松，手法灵活，不可用蛮力。

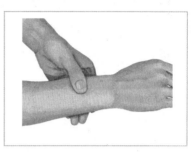

用拇指与食指或拇指与其余四指相对用力，捏挤施术部位。

掐法

◎用手指指甲按压穴位的手法。

适用范围

掐法常用于水沟（人中）等感觉较敏锐的穴位，具有开窍醒脑、回阳救逆、疏通经络、运行气血等作用。

要领

1.操作时垂直用力按压，不能抠动，以免掐破皮肤。
2.掐后常继以揉法，以缓和刺激。
3.不宜做反复长时间的应用。

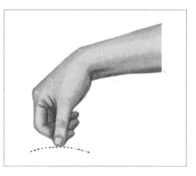

拇指微屈，以拇指指甲着力于体表穴位进行按压。

摇法

◎一手握住或按住患者某一关节近端的肢体，另一手握住关节远端的肢体，以被摇关节为轴，使肢体被动旋转活动的手法。

适用范围

摇法具有滑利关节、松解粘连、解除痉挛、整复错位等作用。

要领

1.幅度要由小到大，速度要由慢到快。
2.要控制在各关节生理功能许可的范围之内进行，忌用力过猛。

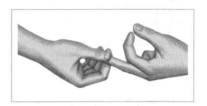

摇法主要有摇指、摇腕、摇肩、摇腰、摇踝等。如摇指法即用一手握住另一手的手指做顺、逆时针环绕摇动的方法。

拍 ▶ 击 ▶ 抖 ▶ 弹

拍法

◎用手指或手掌平稳而有节奏地拍打体表的手法。

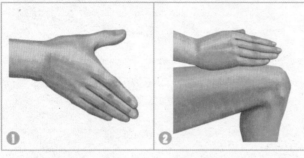

❶ 指拍法：食指、中指、无名指、小指四指的指腹并拢，拍打体表穴位或部位。

❷ 虚掌拍法：用虚掌拍打体表的部位。

适用范围

拍法具有舒筋活络、行气活血、解除痉挛等作用。

要领

1. 腕关节放松，摆动灵活。
2. 动作连续而有节奏，不可忽快忽慢。
3. 指掌同时用力，避免抽拖的动作。

击法

◎用手的某一部位轻轻叩击体表部位的手法，又叫叩法。

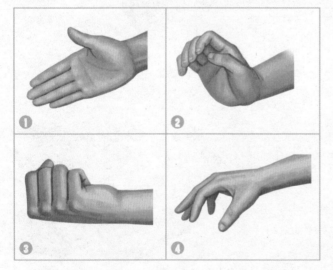

❶ 侧击法：手指自然伸直，腕略背屈，用单手或双手小鱼际部击打体表。

❷ 掌击法：手指自然分开，腕伸直，用掌根部击打体表。

❸ 拳击法：手握拳，腕伸直，击打体表。

❹ 指尖击法：用指端轻轻击打体表，如雨点般下落。

适用范围

击法具有舒筋通络、调和气血、提神解疲等作用。

要领

1. 腕关节放松，摆动灵活。
2. 垂直用力，快速而短暂，有节律性。
3. 不能有抽拖动作。
4. 忌用暴力。
5. 手法熟练时，可发出清脆的响声。

抖法

◎用一只手或双手抓住被按摩者的上、下肢远端，微微用力做连续、小幅度的上下抖动使关节舒松的手法。

适用范围

抖法具有行气活血、滑利关节、松解粘连的功效，有放松、舒展、和缓的作用。

要领

1.被按摩者手臂肌肉要松弛，放轻松。
2.抖动时，力道适度，不应过重，防止脱臼。

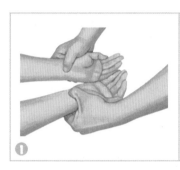
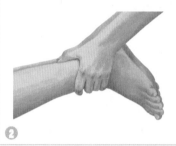
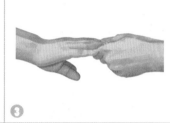

❶ 上肢抖法：单手或双手握住被按摩者手腕，向外侧抬起，上下用力做连续小幅度高频抖动，抖动频率为每分钟180次左右。

❷ 下肢抖法：双手握住被按摩者脚腕，并向上抬起，上下用力做连续抖动，幅度较上肢抖法大，频率比之略低，约为每分钟100次。

❸ 腕部抖法：被按摩者手心朝下，按摩者用手指握住被按摩者伸出的手指尖，做快速、柔和的上下抖动，频率约为每分钟200次。

弹法

◎食指、中指与大拇指配合，蓄力弹击治疗部位或穴位的方法。

适用范围

弹法具有开窍醒神、活血止痛、通闭开塞的功效，适用于全身各部，尤其适用于头、面、颈、背部。

要领

1.弹击快速连续、均匀有力。
2.力度以被弹者感觉轻微疼痛为宜。

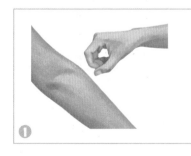
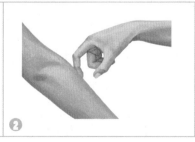

用大拇指压住食指或中指，或食、中两指，蓄力将所压手指迅速弹出，击打治疗部位或穴位。

SELF MASSAGE

按摩也要因"地"制宜

◉ 头颈部宜用按摩法

头部　宜用按摩法 ○ ○ ○

点 | 拍 | 按 | 推 | 摩 | 揉 | 掐 | 弹

实施步骤：一般先从头顶向后按摩至颈后部，再按摩前额和脸颊部。按摩者也可直接点按、推揉头部重要穴位。

颈部　宜用按摩法 ○ ○ ○

点 | 推 | 擦 | 揉 | 捏 | 拍 | 摇

实施步骤：两手分别置于颈部两侧，自上而下按摩，当按摩至颈根时，两手分别向两侧肩部按摩，重复数次。用力先轻后重。最后将头部向各个方向活动活动。

◉ 躯干部宜用按摩法

腰背部　宜用按摩法 ○ ○ ○

点 | 推 | 擦 | 揉 | 按 | 拍 | 摇

实施步骤：腰背部往往需请他人帮助按摩。被按摩者可取俯卧位，头转向一侧，上肢平放于躯干两侧，或一侧上肢屈曲垫于额下。按摩者自被按摩者腰部起推至肩胛骨下角，然后向外展开，再转向腋窝。力量由轻到重。

髋关节与臀部　宜用按摩法 ○ ○ ○

推 | 摩 | 揉 | 拿 | 捏 | 抖

实施步骤：从臀部由内下至外上进行轻推，然后在臀部做柔和揉捏，由于臀部肌肉丰厚，按摩时用力宜大些，在揉时可用掌根或双手重叠加压揉，揉捏时也可用双手加压力揉捏。

四肢部宜用按摩法

上臂和肩部　宜用按摩法 ○ ○ ○

点 | 推 | 摩 | 揉 | 捏 | 搓 | 抖 | 击 | 滚

实施步骤：一般来说，上臂和肩部的按摩通常是由肘部向肩部进行轻推，然后揉捏肱二头肌、肱三头肌、三角肌及肩关节，接着搓擦肘部和肩部。

手部和腕关节　宜用按摩法 ○ ○ ○

点 | 推 | 擦 | 摩 | 揉 | 按 | 掐 | 摇 | 滚

实施步骤：一般说来，手部按摩通常从指间关节向腕关节按摩，然后在手指的掌侧和背侧做横向的推摩，再沿手指两侧向上推摩，到手背部沿着掌骨间进行推、摩、擦或揉。之后再重点揉腕关节，相对用力。最后活动手指及腕关节。

大腿　宜用按摩法 ○ ○ ○

推 | 摩 | 揉 | 捏 | 抖 | 搓 | 滚 | 拿 | 摇

实施步骤：双手从膝关节向腹股沟及髋关节方向进行几次轻推，大腿外侧力道稍重，大腿前面、后面及内侧面做柔和揉捏。

小腿和膝关节　宜用按摩法 ○ ○ ○

推 | 摩 | 擦 | 揉 | 捏 | 搓 | 抖 | 滚 | 拿 | 摇

实施步骤：轻推小腿，然后双手或单手揉捏小腿三头肌，接着擦膝关节及其周围。

足部　宜用按摩法 ○ ○ ○

点 | 推 | 摩 | 擦 | 揉 | 滚 | 掐

实施步骤：依次按摩足趾、足背、踝部、小腿，最后活动足趾和脚踝。

SELF MASSAGE
「按摩前的简单准备」

▶ 了解按摩须知

　　按摩疗法虽然简单、易行、安全、可靠，但操作时还应有所注意，以免出现不良反应。

　　家庭按摩时一定要在明确诊断病情的基础上进行，切忌不明病情、不分穴位、不通手法就进行按摩。病情较重者不可停止用药，以免延误病情。

　　按摩前，按摩者一定要修剪指甲，摘掉戒指、手链、手表等硬物，也可适当在按摩部位涂擦一些皮肤润滑剂，如爽身粉、按摩膏、凡士林等，以免伤害皮肤。

　　按摩时，要保持一定的室温和清洁安静的环境，以防感冒或影响按摩效果。

　　按摩时，要随时调整姿势，使自己处在一个合适、松弛的体位上，这样不但有利于充分发挥按摩功效，更有利于按摩的持久。

　　按摩时，力度要适中，先轻后重，由浅入

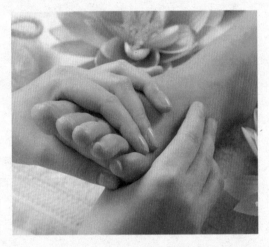

深，严禁暴力或蛮劲损伤皮肤筋骨；手法也应协调柔和，切忌生硬粗暴。

　　按摩足部时，接受按摩者要洗脚、剪短脚指甲、修磨过厚的脚垫。有足癣者还需先抹药膏。

　　按摩时间，以每次20～30分钟为宜。

　　按摩后不可立即洗澡。

▶ 按摩也有禁忌

　　有严重的心、肺、肝、肾等重要脏器受损者不宜接受按摩。

　　年老体弱、病重、极度虚弱者不宜接受按摩。

　　骨折早期或关节脱位，患者不宜接受按摩。

　　一些感染性疾病，如化脓性骨关节炎、脊髓炎、丹毒等患者不宜接受按摩。

　　严重的心脏病患者不宜接受按摩。

　　有脑血管意外先兆者不宜接受按摩。

　　急性传染病，如急性肝炎、活动性肺结核、脑膜炎等，患者不宜接受按摩。

　　各种急症，如急性阑尾炎、胃穿孔、急性胃炎等患者不宜接受按摩。

精神病情绪不稳定者不宜接受按摩。

酒后神志不清者不宜接受按摩。

高烧发热者不宜接受按摩。

截瘫初期患者不宜接受按摩。

恶性肿瘤和艾滋病患者不宜接受按摩。

出血性疾病或有出血倾向，如外伤出血、胃肠溃疡性便血、呕血、尿血、子宫出血、恶性贫血、白血病等患者不宜接受按摩。

妇女月经期间不宜接受按摩。

过于饥饿或大怒、大喜、大恐、大悲者，不宜立即接受按摩。

有其他诊断不明的可疑病症者不宜接受按摩。

外耳患有炎症，如湿疹、溃疡、冻疮时，暂不宜用耳部反射区疗法，待其愈后再进行耳部反射区按摩治疗。

皮肤有破损、感染或烫伤的人，以及严重的皮肤病患者，其病损局部和病灶部位禁止按摩。

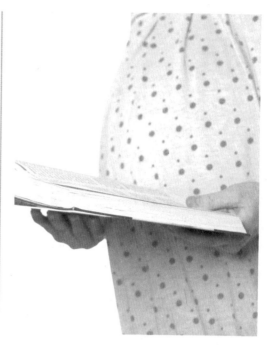

怀孕者，其腹部、腰骶部不宜按摩。有些穴位如合谷、肩井、三阴交，按摩后可能会引起流产，所以孕妇也不宜使用。

SELF MASSAGE
按摩可能产生的反应

● 按摩中的反应

痛感：一般来说，第一次接受按摩者会有痛感，第四、五次时差不多是最痛的时候，以后会慢慢减轻甚至消失。

哭或笑：少数人在接受按摩时可能会出现哭、笑或焦虑不安的现象，这是人体的一种正常反应，是累积的毒素释放的表现，不应制止，这样有助于增强按摩效果。

发热或发冷：发热或发冷可因被按摩者的体质不同而表现各异。发热是血管扩张，循环改善，或淋巴疏通后免疫系统发挥功能的结果，是正常现象，不必担心；发冷是刺激下丘脑而引起的人体体温的自动调节，也无须担心。如果是由于按摩力度不当，使人体疼痛所引起的发热或发冷，则必须做适当的处置。

口干：口干是按摩使新陈代谢加快的缘故，多喝水即可解决。

皮肤苍白：皮肤苍白，通常是贫血的一种表现，宜多做几次心脏、头部反射区的按摩，不必惊慌失措或立即停下。

皮肤发红：皮肤发红是血液循环得以改善、血管扩张的良性反应，无须过于惊慌。

皮肤红疹：按摩时皮肤若出现红疹是因血管扩张，使皮肤产生红疹与神经敏感的现象。宜加强肝、肾反射区的按摩。

▶ 按摩后的反应

低烧、发冷：这些反应是机体自我调适的结果，一两天后即可恢复正常。如果是因按摩时刺激淋巴反射区过度而引起的发烧或脸部浮肿，只要下次按摩时注意力度适中即可。

大便次数增多：按摩后可能会出现大便次数增多、呈黑色、有恶臭、便稀或者易放屁等现象，这是机体在进行自我调节，排出垃圾。

排尿量增加：按摩后由于体循环的改善，排尿量可能会增加，尿的颜色也可能会加重，出现黄、棕色，个别人甚至会出现绿色且气味加重，尿质也有可能变浑浊。这都是体内排毒的正常现象。

排汗增加：按摩后有些人可能排汗量会增加，且汗有臭味，或本来不出脚汗的脚有脚汗排出。这都属于正常现象，短期内即可消失。

小腿长疮：这表示体内毒素无法顺利排出，在自寻路径外泄。此时被按摩者应注意避免疮口感染，如果兼有小腿的静脉曲张现象，则是血流量增加、血液循环改善的结果。这些症状通常会在一个月之内消失，不必过于担心。

皮肤淤青：有的人按摩后会出现皮肤淤青的现象，这可能是缺乏维生素C、钙，或血液中的钙不平衡引起的，只要平时饮食时注意补充即可。

足部疼痛：按摩后有的人足部反射区域会出现明显的疼痛感，或者病理反射区的对应器官出现反跳现象，即原有的症状加重。这说明机体功能在自行调整。这些症状正常来说，一周后即会消失。

疲倦、头昏：按摩后有些人可能会出现疲倦感、头昏、睡眠增加的情况，这可能是因为按摩后血液循环与血流量增强、心跳减缓所致，无须过度担心。此外，按摩力度太大或按摩时间过久也会造成机体的疲倦，下次按摩时需适当注意。

胃口大开：按摩后，有的人会胃口大开，食量增加。这是由于机体新陈代谢增强，身体需要更多的营养来修补损伤后康复中的细胞组织。此时，要注意不可过量进食，以免造成身体消化系统的负担。

兴奋、睡不着：按摩后有些人会出现兴奋、睡不着的情况。这是新陈代谢增强，衰老细胞代谢、燃烧后所产生的多余能量所致，也不是副作用。

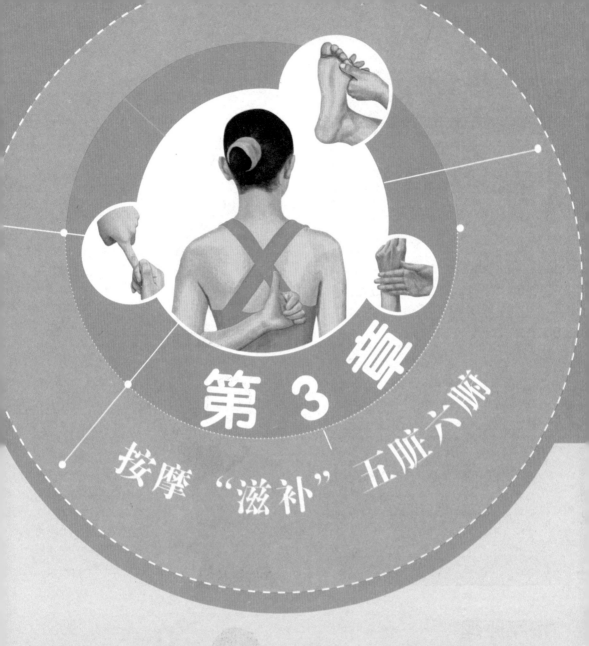

第 3 章

按摩 "滋补" 五脏六腑

　　《黄帝内经》有云："五脏者，所以藏精神血气魂魄者也"；"六腑者，所以化水谷而行津液者也。"在中医理论中，五脏六腑类似于人体城市中的基础设施，它们各有各的功能，各有各的作用，如"心主血""肺主气""肝主筋""胃主收纳""大肠主津"……只有五脏六腑健康并协调运转，人体的呼吸、循环、消化、排泄、生殖、免疫、思维、情志等各种功能才能保持正常。

　　别以为只有肌肉和骨骼会疲倦，其实脏腑也会产生倦怠之感。就像每天都保持在工作状态的基础设施，如果不定期进行维护或保养，就会故障频出。脏腑也是一样，不小心呵护，便会直接导致人体健康状况的恶化。适当给五脏六腑做一做"按摩"，不仅能有效地为它们舒缓疲惫，还能增强各脏腑功能，促进人体血液循环，提高机体免疫力，使腺体分泌平衡，强化神经功能，这样人体自然与病痛绝缘。

"润"五脏
RUN WU ZANG

春季养肝
SELF MASSAGE

⊙《黄帝内经》有云："肝者，将军之官，谋虑出焉。"将肝比作将军，说明肝之性刚强，喜动，喜条达舒畅。中医认为，肝的主要功能为疏泄、藏血。肝主疏泄，是指肝具有疏通经络、通达气血以保持全身气机通而不滞，散而不郁的作用。若肝气失却条达，则易出现郁结不舒、胸胁胀满等症；若疏泄太过，则易出现急躁、头眩、耳鸣等症。肝藏血，是指肝脏具有贮藏血液、防止出血和调节血量的功能，故又有"肝主血海"之称。因此肝与女性的经、带、胎、产等生理活动密切相关。肝血不足，可使女性月经量变少，甚至还会导致不孕症。

按摩原理

中医认为，肝失疏泄，则易气郁、气火上扰，因而在采用按摩疗法养肝护肝时，当以疏肝理气、清肝降火、促进肝脏的气血循环、保持全身气机通畅为主。肝经是体现和调节肝脏功能的经脉，因此传统的中医按摩疗法主要通过按压、捏拿肝经上的主要穴位来养护肝脏。此外，肝肾同源，肾为母，肝为子，因而按摩肾经的相关穴位也能起到疏肝解郁、调理肝脏的作用。

躯干部按摩

●按摩重点　❶ 中府穴　❷ 期门穴　❸ 肝俞穴

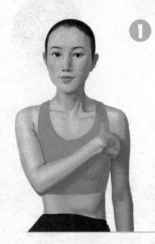

❶ 用拇指按揉法按揉前胸的中府穴3分钟，以感觉酸胀为宜。经常按摩中府穴能使肝脏血流量明显增加，从而有效改善肝脏的血液循环，起到养护肝脏的作用。

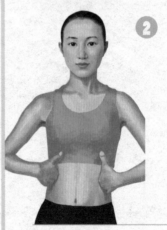

❷ 以双手拇指端置于左右期门穴处，持续点压3分钟。期门穴是人体足厥阴肝经上的主要穴道之一，具有提高肝功能的作用，其清热解毒功能十分强大，是养肝护肝的主要穴位之一。

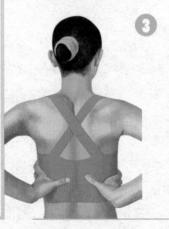

❸ 双拇指按揉左右肝俞穴3分钟。肝俞穴位于人体背部肝区，该穴具有增强肝脏功能、清热凉血、疏肝理气、养血明目的功效，是养肝护肝的最有效的穴位。

四肢部按摩

●按摩重点　❶ 手部肝反射区　❷ 太溪穴　❸ 太冲穴　❹ 大敦穴　❺ 足部肝反射区

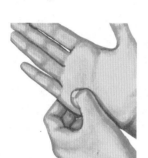

①

揉手部肝反射区 3～5分钟，以感觉酸胀为宜。按摩此反射区有疏肝解郁、调理肝脏的作用，可增强肝脏的藏血功能以及缓解焦躁易怒的情绪，以防肝火上升。

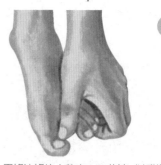

④

用掐法掐按大敦穴2～3分钟，以感觉掐痛为宜。大敦穴是人体足厥阴肝经的起始穴，医疗保健作用很大。按摩此穴，有益气固脱、调补肝肾的作用。

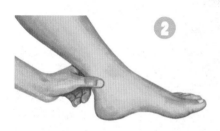

②

拇指按揉太溪穴3～5分钟，以感觉酸胀为宜。太溪穴虽然是足少阴肾经经气向外传输的要穴，但中医认为，肝肾同源，肾为母，肝为子，属于肾经的太溪穴也有滋水涵木、益肾平肝的功效。经常按摩此穴，对于调理肝脏十分重要。

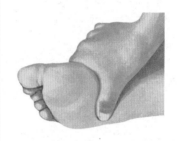

⑤

按揉足部肝反射区3～5分钟，以透热为宜。按摩此反射区，可直接作用于肝脏，改善肝脏的血液循环，增强肝脏功能。

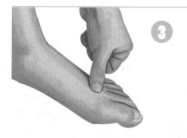

③

拇指按揉太冲穴3～5分钟，以感觉胀痛为宜。太冲穴作为肝经原穴，也是调养肝脏的特效穴位，不管是肝火、肝阳，还是肝气、肝风，都可按其泻之。常按此穴，有平肝息风、舒筋活络、疏肝理气的作用，可强化肝功能，增强肝脏解毒能力。

专家忠告　春季宜养肝

中医认为，肝属木，木发于春。春天是生物推陈出新、茁壮生长的时期，人的肝气亦开始旺盛。此时排浊气、畅气血，正是调养肝脏的大好时机。因此中医有春宜养肝之说。

春季养肝应注意补水和饮食清淡。春季气候干燥，多补水可以平肝火、祛肝热，增强血液循环、促进新陈代谢，减少代谢产物和毒素对肝脏的损害。而多食绿色蔬菜，饮食清淡平和，更是对减轻肝脏负担起到了一定作用。

「夏 季 疗 心」
SELF MASSAGE

⊙《黄帝内经》有云:"心者,君主之官,神明出焉。"这句话一语点明心在五脏六腑中的统摄地位。心脏不停地搏动,推动血液在全身脉管中循环、周流。血液负责将运载的营养物质输送至五脏六腑、四肢百骸、肌肉皮毛,给身体各个组织器官补充养分,以维持人体正常的生理活动。一旦心脏功能退化,人体血脉就会受到影响,各组织器官也会因缺乏养分而功能减退,甚至衰竭。此外,中医认为"心主神明",即人的精神、情志等都是由心所主宰。《黄帝内经》中说:"心者,五脏六腑之大主也,精神之所舍也……心伤则神去,神去则死矣。"

按摩原理

所谓"心动则五脏六腑皆摇",因此中医养生历来以养心为先。心为气血所充养,因而在采用按摩疗法养心安神时,当以养血益气、调理气血运行为主。心经是体现和调节心脏功能的经络,因此传统的中医按摩主要通过按压、捏拿心经上的主要穴位来调补心气。此外,心包经是心经的"护卫",小肠经与心经相表里,按摩这两条经络上的主要穴位,疏通经络,使瘀阻在心脉中的浊气下行,也对心脏能够起到一定的养护作用。

躯干部按摩

● 按摩重点　❶ 巨阙穴　❷ 极泉穴　❸ 心俞穴

❶
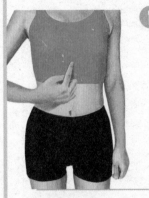

食指指腹按揉巨阙穴2~3分钟,以皮肤透热为宜。此穴属任脉,经常按摩,有养心安神的作用。

❷
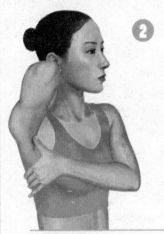

拇指点按极泉穴2~3分钟,以微感胀痛为宜。极泉穴属手少阴心经,有通经活络,宁心安神的作用。经常按摩此穴,有益于心脏机能的改善。

❸
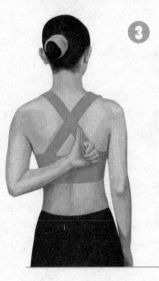

拇指点按心俞穴2~3分钟,以感觉胀痛为宜。心俞穴是心脏的精气在背部输注之所,医疗作用极高。适当按摩此穴,可有效调节心脏功能,补充心神气血,达到保养心脏的目的。

四肢部按摩

●按摩重点　①劳宫穴 ②内关穴 ③神门穴 ④少冲穴 ⑤足部心反射区

①

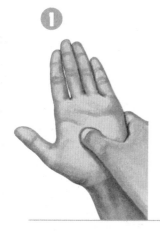

用拇指按揉法按揉劳宫穴2分钟左右，以感觉胀痛为宜。劳宫穴属手厥阴心包经，是调理人体心病和保养心脏的主要穴位，有清心泻火之效。

②

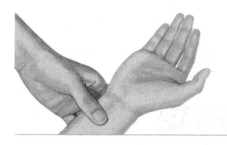

拇指点揉内关穴2~3分钟，以感觉酸胀为宜。内关穴是人体手厥阴心包经上的重要穴位之一。经常刺激该穴，有益心宁神的功效，改善心脏功能。

③

拇指端按揉神门穴2~3分钟，以感觉压痛为宜。神门穴是全身安神养心最好的穴位之一，它位于手太阴心经上，常被用来预防和调理各类心脏疾病。

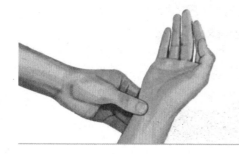

④

拇指揿按少冲穴2~3分钟，以感觉揿痛为宜。少冲穴为手少阴心经上的重要穴位之一，素来被用作心脏病的急救穴。经常按摩此穴，有清心安神之效，对于补益心气，保养心脏作用显著。

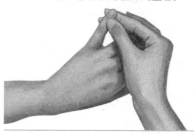

⑤

拇指按揉足部心反射区3~5分钟，以皮肤透热为宜。此法对于调节心脏血液循环，宁心安神效果很好。

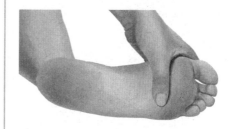

专家忠告

夏季宜疗心

按照中医阴阳五行理论，夏季属火，对应的脏腑为心。夏季是一年中阳气最盛的季节，天气炎热而生机旺盛，容易耗损心气。心气不足，邪热内陷，会导致中暑和各种皮肤病，所以夏季要注意疗心。

从五行生克关系上看，心属火，咸味属水，水克火，心气不足的人要少吃盐；而酸味属木，木生火，所以多吃酸性的东西可以收敛心气。此外，夏季还可以多吃些红色食物。传统中医认为红色入心，多食红色食物对补益心气效果最佳。

长夏健脾

SELF MASSAGE

⊙《黄帝内经》有云："脾胃者，仓廪之官，五味出焉。""脾与胃以膜相连"，二者关系密切，均为后天之本，为气血生化之源。脾又堪称是胃的辅助者，脾主转输运化，主升举清阳，胃腐熟后的饮食只有经过脾的去粗取精，上输于肺才能输布全身，营养机体。脾功能正常，人的仓廪才能充盛，人体后天水谷精微才能化源不绝。《黄帝内经》中很强调脾的作用，因为它还"主一身肌肉"。倘若脾出现病变，人就可能产生一系列肌肉问题，如懈怠、疲惫、乏力，甚至重症肌无力、肌肉萎缩等。可见，脾脏的功用不能小觑，人体消化系统、心脑血管系统、运动系统的众多病症都与其密切相关。

按摩原理

中医认为，脾功能的正常有赖于气、血、阴、阳的调和。中医常将脾胃作为一个整体，因此保养脾脏的按摩法当脾胃兼顾，以养脾健脾为关键。脾经是体现和调节脾脏功能的经脉，传统的中医按摩主要通过按压、捏拿脾经上的主要穴位来增强脾脏运转水湿的功能。此外，脾经与胃经相表里，适当按揉胃经上的穴位对健脾和胃也有很好功效。

躯干部按摩

● 按摩重点　❶ 中脘穴　❷ 水分穴　❸ 脾俞穴

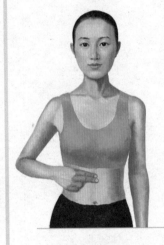

❶

食、中指按揉中脘穴2～3分钟，以感觉酸胀为宜。中脘穴是消化系统的保健要穴，按摩此穴对胃肠功能有调整作用，可以起到健脾和胃、补中益气的功效，增强脾脏运转水湿的功能。

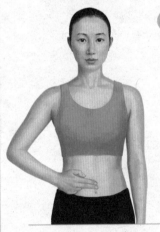

❷

食、中指按揉水分穴，以感觉胀痛为宜。水分穴是负责提高人体水分代谢的穴位，按摩此穴，能利水渗湿、通调水道，起到健脾和胃的作用，增强脾功能。

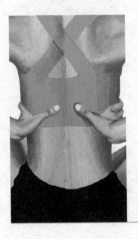

❸

拇指按揉脾俞穴2～3分钟，以感觉胀痛为宜。脾俞穴是脾的保健穴，也是保养脾脏的首选穴位适度刺激脾俞穴具有益气健脾、清热利湿、和胃降逆的作用。

四肢部按摩

●按摩重点 ① 手三里穴 ② 足三里穴 ③ 阴陵泉穴 ④ 公孙穴 ⑤ 足部脾反射区

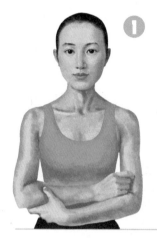

①

拇指按揉手三里穴2~3分钟，以感觉酸胀为宜。手三里穴是健脾、养脾的重要穴位。按摩此穴，有润化脾燥、生发脾气、调理肠腑的功能。

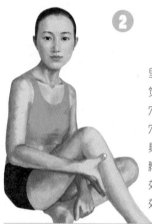

②

拇指按揉足三里穴2~3分钟，以感觉胀痛为宜。足三里穴是人体养生保健要穴之一，按摩此穴，具有补益气血、燥化脾湿、生发胃气的功效，对于调理脾胃，效果显著。

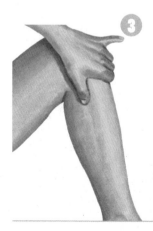

③

拇指推揉阴陵泉穴2分钟，以感觉酸麻为宜。阴陵泉穴有健脾除湿的作用，每天坚持按摩，可以保持脾胃功能正常，去除体内湿气。

④

拇指点压公孙穴1~2分钟，以感觉皮肤发热为宜。公孙穴是脾经和冲脉的能量汇聚点和调控中心，既能调理脾经，又能调理冲脉，因此通过点压公孙穴，可健脾化痰、和中消积，达到调理脾脏的目的。

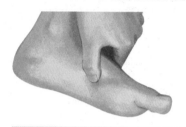

⑤

拇指按压足部脾反射区3~5分钟，以皮肤发热为宜。按摩此反射区，可以调节脾脏，增强其转运水湿的功能，补中益气。

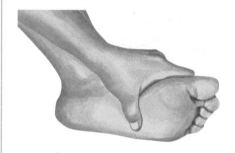

专家忠告 长夏应健脾

中医认为脾喜燥厌湿，农历七月为长夏，此时暑气余威尚盛，雨水甚多，湿邪留滞于人体内部很容易伤脾，导致脾阳不振、水湿停滞，从而引发多种脾胃疾病，所以长夏需防湿养脾。长夏主化，是人体脾胃消化、吸收营养最好的时期，因此也是健脾、养脾的黄金时期。此时人们的饮食不可太寒凉，居住环境不可太潮湿，要做到通风、防潮。

秋季润肺
SELF MASSAGE

> ⊙《黄帝内经》有云："肺者，相傅之官，治节出焉。"相傅就是宰相，辅佐、协助君王的，可见肺脏地位的重要和尊贵。中医认为，"肺主气，心主血，气为血之帅"，"肺朝百脉，助心行血"，指肺能使百脉之气血如潮水般有规律地周期运行。肺在诸脏腑中位置最高，被称为"华盖"。肺叶娇嫩，容易受风邪侵袭，不耐寒热，故肺又有"娇脏"之称。现代生活中，气候干燥、空气污染、长期吸烟等多种因素都容易伤害肺脏，因此常常为肺脏做做"养护"是很有必要的。

按摩原理

　　从中医角度来看，引起肺部不适的原因主要是寒邪伤肺之阳气、燥邪伤肺之阴液。因此，保养肺脏，应当以生津润肺、养阴清燥、疏风解表、祛除肺内外邪为关键。肺经是体现和调节肺脏功能的经脉，因此传统的中医按摩主要通过按压、捏拿肺经上的主要穴位来养肺润燥。肺与大肠相表里，适当按摩大肠经上的一些穴位也有相当好的养护肺脏的功效。此外，人体胸部和后背部均有一些特殊穴位对调理肺脏的功效显著，适当加以按摩也能达到一定的养肺益气作用。

头部按摩

● 按摩重点　　① 迎香穴　② 风池穴　③ 耳部肺反射区

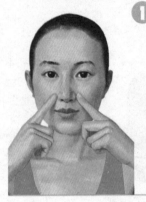

❶ 食指按揉迎香穴1分钟，以感觉酸胀为宜。迎香穴是手阳明大肠经上的重要穴位。按摩迎香穴，可通利鼻窍，使鼻腔明显感觉润湿，对保护呼吸系统健康具有重要作用。

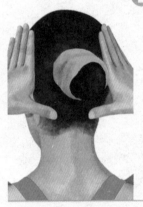

❷ 拇指点按风池穴1分钟，以感觉胀痛为宜。适当刺激风池穴，具有祛风散寒、宣肺解表、宣通鼻窍的功效，可以祛除肺邪，保护肺脏。

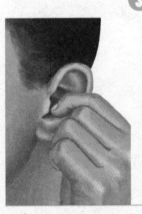

❸ 食指揉耳部肺反射区1~3分钟，以按摩处发热为宜。按摩此反射区具有润肺化痰、滋阴补肾、代谢毒素的作用，可以预防各种呼吸系统疾病，保护肺脏。

躯干部按摩

●按摩重点 ① 膻中穴 ② 中府穴、云门穴 ③ 肺俞穴

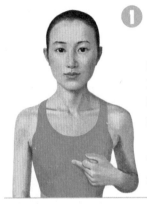

中指按揉膻中穴
2~3分钟，以感觉胀痛
为宜。膻中穴具有调
理人体气机的功能，
按摩此穴可预防呼吸
系统疾病，维持呼吸
器官正常功能，补肺
益气。

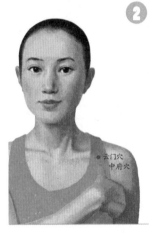

云门穴
中府穴

用按揉法按揉前
胸的中府穴、云门穴各
3分钟，以感觉酸胀为
宜。中府穴属手太阴肺
经，是调理肺部疾病，
保障肺部健康的主要
穴位之一。按摩此穴，
可改善肺通气量，保护
呼吸系统。

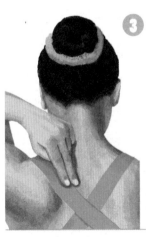

食、中指按揉肺
俞穴2~3分钟，以感
觉压痛为宜。肺俞穴
是肺脏在背部的精气
转输之所，按摩此穴
能够调节机体肺腑功
能，增加肺通气量，
使人体气血阴阳维持
动态的平衡。

四肢部按摩

●按摩重点 ① 列缺穴 ② 鱼际穴 ③ 太渊穴

拇指一指禅推列缺穴2分钟，以感觉酸胀
为宜。列缺穴为人体手太阴肺经上的重要穴
位之一，因此与人体肺部机能关系紧密。经常
按摩此穴，有疏风解表、宣肺理气、利咽消肿
的作用，可使肺的通气量得到改善，从而使呼
吸道阻力下降，支气管平滑肌痉挛得到缓解，
预防各种肺部疾病。

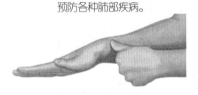

拇指按揉鱼际穴2~3分钟，以皮肤发红
为宜。鱼际穴是手太阴肺经的重要穴位，与
呼吸器官关系密切。按摩此穴，具有宣肺解
表、利咽化痰的功能，能增强肺呼吸功能，润
肺益气。

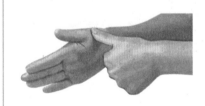

拇指点按太渊穴2分钟，以有痛感为宜。
太渊穴是肺经要穴，为肺经经气渐盛之处，具
有补益肺气、通脉止痛的功效。按摩此穴，可
以降低呼吸道阻力，改善肺的呼吸机能，调理
肺脏。

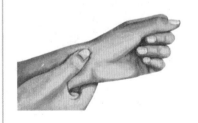

冬季固肾
SELF MASSAGE

⊙《黄帝内经》有云："肾者，作强之官，伎巧出焉。"这里的"作强"有精力充沛、强壮有力之意。"肾者主蛰，封藏之本。"肾的封藏、固摄可以防止人体精、气、血、津液的过量排泄与亡失，肾的精气越满盈则人的生机越旺盛。肾藏精，"主骨生髓"，此处的髓包括骨髓、脊髓和脑髓。肾精能生骨髓而滋养骨骼，是人的力量之源，决定人的生长和发育。故身材矮小、力量不足、发育迟缓等都是由于肾精不足所致。肾精除了能生髓外，还控制着男性的精子和女性的卵子，因此肾脏与生殖密切相关。大多数不孕不育患者，都表现为肾脏功能异常。

按摩原理

古人说：肾脏有补而无泻。这是说肾脏总是会显得亏虚，而不是过于强壮。传统的中医理论认为，两肾之中储存着人体重要的元气，补益肾脏等同于补益元气。肾经是体现和调节肾脏功能的经脉，因此传统的中医按摩主要通过按压、捏拿肾经上的主要穴位来滋阴壮阳，使肾气健旺。此外，适当按揉督脉，也能激发肾脏的先天之气。因为督脉是诸阳之会，人体阳气借此宣发，疏通督脉，对人体元气的生发大有裨益。

躯干部按摩

● 按摩重点　❶ 神阙穴　❷ 关元穴　❸ 肾俞穴

❶
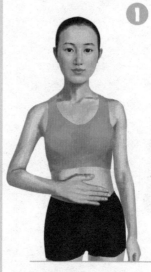

手掌摩神阙穴2分钟，以透热为宜。神阙穴是全身经络之总枢，经气之海，通过任、督、冲、带四脉而统属全身经络，内连五脏六腑、脑及胞宫，因此经常按摩此穴，可滋阴壮阳、固摄肾气、补血养颜、延年益寿，同时还可以增强机体免疫功能，降低人体患病概率。

❷
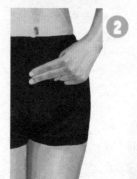

食、中指按揉关元穴2~3分钟，以感觉皮肤发热为宜。关元穴是"元阴、元阳交关之所"，是任脉上具有强精壮阳效果的要穴。按摩此穴，可培元固本、补益下焦、调达肝气，提高人体免疫力，补充元气。

❸
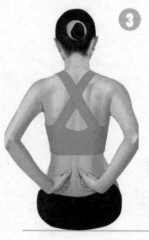

掌指关节或拇指点按肾俞穴3分钟，力量由轻到重。肾俞穴是肾的保健穴，与肾脏关系密切，其连接任脉和督脉，使阴阳沟通，贯穿全身，具有疏通经络、行气活血的作用，可温肾壮阳、固精培元、调理气血。加双掌摩擦志室穴，补肾益精、壮阳固摄效果更好。

四肢部按摩

●按摩重点 ❶ 手部肾反射区、足部肾反射区 ❷ 复溜穴 ❸ 太溪穴 ❹ 涌泉穴、足三里穴

❶ 按揉手部、足部肾反射区3~5分钟。这两个反射区是肾脏在双手和双脚上的反应点，按摩它们可以提高肾脏机能，补益肾气，达到固本培元的目的。

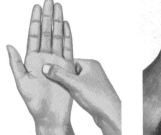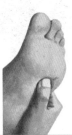

❷ 拇指推复溜穴3分钟，以感觉酸麻为宜。复溜穴是足少阴肾经的经穴，穴内肾阴之气较为充沛。经常按摩此穴，具有滋阴补肾、固表通利的双重作用，可有效提高肾功能，固本培元。

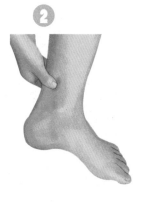

❸ 拇指按揉太溪穴3~5分钟，以感觉酸胀为宜。太溪穴是足少阴肾经向外传输精气的 "输" 穴，古代又称其为 "回阳九穴之一"，是滋养肾阴的要穴。按摩此穴，有滋阴补肾、温肾壮阳、清热生气之效。

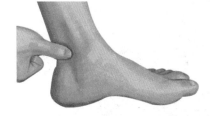

❹ 拇指按涌泉穴（图左）3~5分钟，以感觉足心发热为宜。涌泉穴是肾经的起始穴，也是人体养生要穴之一。经常按摩此穴，对肾脏具有极大的补益作用，可使精力旺盛，体质增强，防病能力增强。拇指加按足三里穴（图右），可显著补益肾气，增强固摄作用。

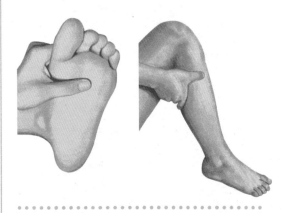

专家忠告

冬季要固肾

中医认为，人体的一切生命活动都是由元气推动的，元气主要由肾化生。冬季 "在脏属肾"，而 "肾主藏精"，通过冬季补益肾精可以促进元气的生成，从而调节机体适应严冬变化，防止寒气侵袭，同时也为来年 "春生夏长" 做好准备。

此外，由于冬天里天寒地冻、万物闭藏，多进食滋补的食物或药物不容易上火，所以，冬季还是进补的好时机。进补时应尽量遵循 "厚味温补" 的原则。厚味，指膳食 "滋阴潜阳、营养丰富、味道甘美"，如甲鱼、黑木耳、藕、芝麻等；温补，指多以温性、热性，特别是温补肾阳的食物进行调理，如羊肉、狗肉、鸭肉、核桃、白薯等。而中医一直强调 "神藏于内"，也就是说人要学会保持情绪上的稳定，及时调整不良情绪。相较于春秋季节来说，冬季人们更容易紧张、激动、焦虑或抑郁，此时应当尽快平复心绪。

"益"六腑
YI LIU FU

强化胆功能
SELF MASSAGE

⊙《黄帝内经》有云："胆者,中正之官,决断出焉。"中正,即不偏不倚,准确无私;决断,指胆性正直刚毅,有决定判断之能。在古代,"中正之官"是决策者,担任此官的人一般都是名门望族,可见胆的重要性。中医认为,胆与肝相表里,肝为脏属阴木,胆为腑属阳木,胆贮藏排泄胆汁,主决断,调节脏腑气机。胆汁供应充足,人才能充分消化食物;胆气充足,人才果敢、有决断力;肝胆气机调畅,脏腑之间才能维持协调平衡。保证胆功能的正常,是保证人体消化、吸收功能正常的基础。否则人就可能会出现胆囊发炎、消化不良、腹胀、溏便等症状,甚至还有可能引发各种胃病。

按摩原理

《黄帝内经》中说"凡十一脏皆取于胆"。也就是说,只要适当地刺激胆经,"疏其气血",其他脏腑才能"令其条达,而致和平"。胆经是体现和调节胆功能的经脉,又与肝经互为表里,因而在采用按摩疗法强化胆功能时,可以通过按摩胆经、肝经上的穴位来疏通肝胆气血、调节胆汁分泌、使肝胆和谐,从而促进人体的消化功能,提高机体免疫力、增添人的自信和果敢。

头部按摩

● 按摩重点　风池穴

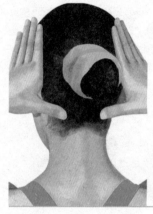

拇指点按风池穴2分钟,以感觉胀痛为宜。风池穴是足少阳胆经上的重要穴位之一,也是调理"风病"的要穴。经常按摩此穴,有祛风解表、通脑活络的功效,对于疏通足少阳胆经作用明显。

躯干部按摩

● 按摩重点　❶ 肩井穴　❷ 期门穴　❸ 胆俞穴　❹ 环跳穴

❶ 拇指轻轻点按肩井穴2~3分钟,以感觉酸胀为宜。肩井穴是足少阳胆经的经穴之一,刺激该穴,具有祛风散寒、舒筋活络、解痉止痛的功效,多用于预防由足少阳胆经不通引起的疾病,也有调理肝胆气机的作用。

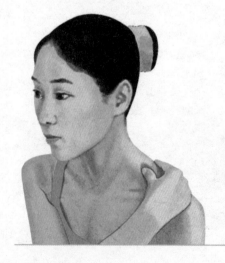

四肢部按摩

●按摩重点 　①风市穴　②阳陵泉穴
　　　　　　③足部胆反射区

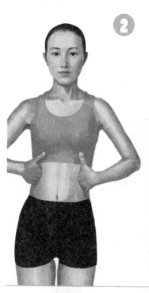

以双手拇指端置于两肋部期门穴处，持续点压2～3分钟。期门穴虽是人体足厥阴肝经上的穴道，但肝胆互为表里，按摩此穴同样能增强胆功能，它主要通过促进肝脏分泌胆汁来辅助消化。

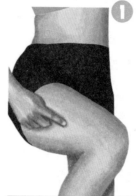

食指揉风市穴1分钟，以微感酸胀为宜。风市穴属足少阳胆经，是人体保健要穴。按摩此穴，可以疏通肝胆气血，肝胆和谐，则脏腑自然无恙，从而可提高机体免疫力。

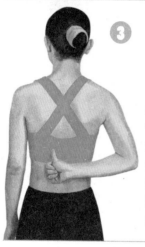

单手拇指交替点按左右胆俞穴2～3分钟，以感觉压痛为宜。胆俞穴是胆囊在背部的俞穴，可直接作用于胆腑。经常按摩此穴，能疏肝利胆，促进胆气生发，提高人的决断力。

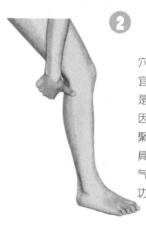

用拇指按揉阳陵泉穴2分钟，以感觉酸胀为宜。调养胆腑首选穴位是胆经上的阳陵泉穴，因为阳陵泉是筋的精气聚会之所。按摩此穴，具有除痛祛风、疏肝理气的作用，对于增强胆功能作用重大。

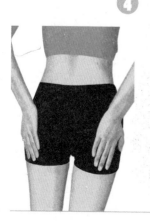

掌揉环跳穴1分钟，以感觉皮肤发热为宜。环跳穴是胆经和膀胱经的交会穴，而胆经、膀胱经和胃经之筋会于髀枢，环跳穴又正当髀枢，故刺激环跳穴可疏通足三阳经的气血，使得肝胆气机调畅。

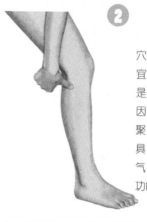

屈食指点法点足部胆反射区3～5分钟，以感觉足底发热为宜。经常按摩此反射区，能够通利胆道，促进胆囊收缩，调和胆汁，防止胆结石发生，增强胆功能，促进消化。也可壮人胆气，使人果敢。加拇指推按手部肝胆反射区，疏肝利胆效果更加明显。

增强胃动力

SELF MASSAGE

⊙《黄帝内经》有云："脾胃者，仓廪之官，五味出焉。"所谓"仓廪之官"，就是"粮仓"的管理者。胃是负责消化吸收食物的重要脏器。人进食的水谷先到达胃，胃主受纳，腐熟水谷，即将水谷分解成精微之物，吸收精微中的营养，再通过脾将其转化成气血、津液，分配给各个组织器官和脏腑。也就是说，胃是人体食物的总调配师，五脏六腑的营养都来自胃。胃正常运转，人正常的生命活动才得以维持，因此人们将胃与脾合称为"后天之本"。一旦胃功能受损，人除了容易出现"胃病"外，其他脏器也有可能因失养而出现功能障碍，进而导致很多系统都被疾病"打败"。

按摩原理

中医认为胃的受纳腐熟水谷的功能，以及以降为顺、以通为用的特性叫胃气。所谓"有胃气则生，无胃气则死"，胃气的盛衰，关系到人的生命活动和存亡。养护胃其实也就是在养护"胃气"。胃经是体现和调节胃腑功能的经脉，传统的中医按摩主要通过按压、捏拿胃经上的主要穴位来调和胃气、增强胃功能。此外，适当按揉位于胃部的重要穴位，对保护胃腑也有很好的效果。

头部按摩

● 按摩重点　承泣穴

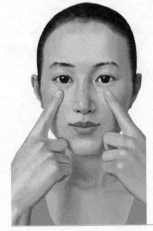

食指点按承泣穴1分钟，以感觉微胀为宜。承泣穴属足阳明胃经，是足阳明经、阳跷脉、任脉交会的部位。按摩承泣穴，能够保证胃的正常运转，调和胃气，从而强化胃功能。

躯干部按摩

● 按摩重点　① 天枢穴　② 中脘穴　③ 至阳穴　④ 胃俞穴

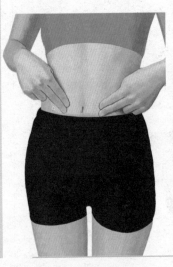

食、中指按揉天枢穴2分钟，以感觉皮肤发热为宜。天枢穴属足阳明胃经，位于人体中段，气血强盛。经常按摩此穴，可以显著增强胃肠动力，强化胃部机能，充盈胃气。加拇指点按极泉穴可明显增强人体消化能力。

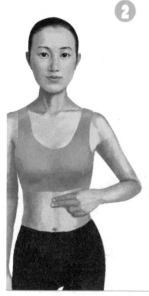

❷

食、中指按揉中脘穴2~3分钟，以感觉酸胀为宜。中脘穴是调理消化道疾病的最常用穴位之一，也是消化系统的保健要穴。本穴气血直接作用于胃腑，可直接调控胃腑气血的阴阳虚实。按摩此穴，对胃肠功能有调整作用，可以起到健脾和胃、补中益气的功效，是强化胃功能的重要穴位。

四肢部按摩

●**按摩重点** **❶** 足三里穴 **❷** 梁丘穴 **❸** 然谷穴

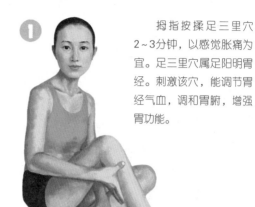

❶

拇指按揉足三里穴2~3分钟，以感觉胀痛为宜。足三里穴属足阳明胃经。刺激该穴，能调节胃经气血，调和胃腑，增强胃功能。

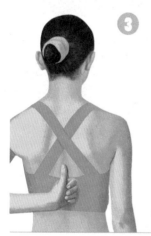

❸

拇指点按至阳穴1分钟，以感觉酸胀为宜。至阳穴乃是督脉要穴，其医疗功用十分广泛。按摩此穴，可保护胃气，调理胃腑，缓解胃痉挛，增强脾胃功能。

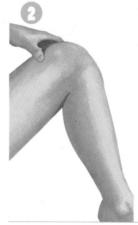

❷

拇指点揉梁丘穴1分钟。梁丘穴为人体足阳明胃经上的重要穴道之一，医疗作用极大，此穴最能反映胃内功能的正常与否。经常刺激该穴，可抑制胃酸分泌，调和胃气，增强胃功能。

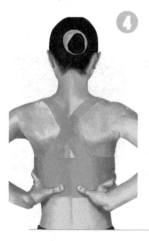

❹

双手拇指点按背部两侧胃俞穴1分钟，以有压痛感为宜。经常按摩此穴，可行中和胃，调节胃气，增强胃功能，保证食物的正常消化，预防胃肠疾病。

❸

拇指揉然谷穴2分钟，以微感胀痛为宜。然谷穴是开胃的大功臣。按摩此穴，可刺激唾液分泌，增强胃功能，促进胃里食物更好地消化，使机体产生饥饿感，能让人的胃口常开、肠道常清。

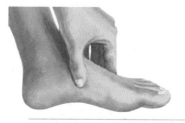

加速小肠吸收

SELF MASSAGE

⊙《黄帝内经》有云："小肠者，受盛之官，化物出焉。""受盛"即承受的意思，"化物"即消化食物，是指接受初步加工过的东西，而小肠接受的正是经过胃初步消化过的水谷。小肠将这些水谷进一步腐熟，转化成人体能够吸收的精微，再利用脾将其上输心肺，输布全身，为全身各组织器官供给营养。同时，小肠还将剩余的水分送入膀胱，形成尿液；将谷物残渣输送至大肠，进而排出体外。此外，小肠"主液所生病"，"液"包括月经、乳汁、白带、精液、胃液、胰液、前列腺液等，因此很多与"液"有关的疾病，都与小肠有关。

按摩原理

小肠经是体现和调节小肠功能的经脉，因而按摩小肠经上的穴位可以畅通小肠气血、促进小肠的蠕动和消化液的分泌、加快食物消化和营养吸收。小肠的消化吸收功能在中医中常常被归属于脾胃纳运的范畴，因此，促进小肠的吸收也多从调整脾胃功能入手，按摩脾经或胃经上的相关穴位，可以增强脾胃功能，有利于提高小肠的吸收能力。

头部按摩

● 按摩重点　① 球后穴　② 耳部小肠反射区、耳部胃反射区

① 食指按揉球后穴1分钟，以微感胀痛为宜。按摩该穴，能调整小肠机能，帮助吸收。

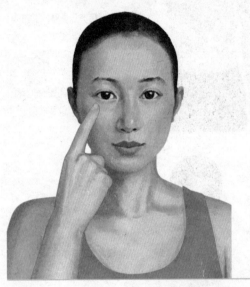

② 食指揉压耳部小肠反射区（左图）1～3分钟，以感觉耳部发热为宜。按摩此反射区，能调整肠胃功能，增加小肠的蠕动，加强肠道壁对食物营养的吸收。加按耳部胃反射区（右图），效果更佳。

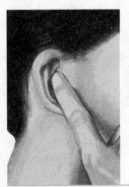 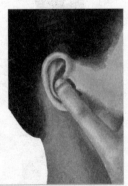

躯干部按摩

●按摩重点 ①关元穴 ②至阳穴 ③脾俞穴、胃俞穴

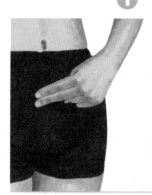

食、中指按揉关元穴2~3分钟，以感觉皮肤发热为宜。关元穴是小肠之气会于腹部的穴位，该穴气血可直接作用于小肠。按摩此穴，可增强小肠的蠕动，提高其吸收功能。

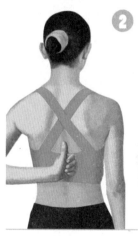

拇指点按至阳穴1分钟，以感觉酸胀为宜。至阳穴乃是督脉要穴，其医疗功用十分广泛。按摩此穴，具有清热祛黄之效，可清小肠之热，从而增强其功能。

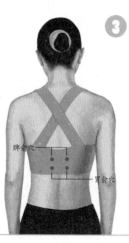

双手拇指分别点按背部左右脾俞、胃俞穴1分钟，以有压痛感为宜。这两个穴位是脾和胃在背部的对应穴位。经常按摩它们，可行中和胃，健脾利湿，增强脾胃功能，保证食物的正常消化，从而间接提高小肠的吸收能力。

脾俞穴

胃俞穴

四肢部按摩

●按摩重点 手部小肠反射区、足部小肠反射区

拇指按揉手部小肠反射区和足部小肠反射区各2~3分钟，以发热为宜。这两个反射区是小肠在手足部的代表，按摩它们能刺激小肠蠕动，促进小肠分泌消化液，提高小肠的消化吸收功能。

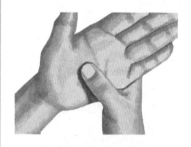

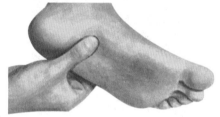

专家忠告 学会养护小肠经

小肠经是小肠功能的体现和调节者，和小肠的健康息息相关。小肠经经气旺在未时，即13至15时。此时阳气开始下降，阴气开始上升，坚持每天下午此段时间敲打小肠经，对增强小肠的吸收功能大有裨益。

由于未时为小肠经当令的时间，此时小肠运化功能最好，故午餐应在13：00之前吃完，这样营养物质才能被充分吸收、转化，不然就会被浪费。午餐要简单，不能吃得过饱，不然整个下午都会没精神。晚餐要少吃含蛋白质、脂肪和淀粉类的食物，不然容易使脂肪在体内累积，导致肥胖。

此外，由于小肠经与心经相表里，养护小肠经对心脏也很有好处。

促进大肠排泄

SELF MASSAGE

⊙《黄帝内经》有云："大肠者，传道之官，变化出焉。""传道"即转送运输。"变化"即指大肠将食物渣滓变为粪便，输送出体外，也就是传导体内垃圾。因此，大肠运转失常所表现出的症状通常与排便有关。大肠虚寒，无力吸收水分，水谷杂下，就导致肠鸣、腹痛、腹泻等症状；大肠火气过盛，体内水分干涸，人就会出现便秘等症。大肠还能够吸收水液，参与调节体内水液代谢和内分泌，故中医又有"大肠主津"一说。此处的"津"是指汗、涎、泪、尿、体液等。由此可见，调理好大肠，不但可促进体内垃圾及时排出，还可保持正常的体液代谢，保证皮肤的光泽滑润。

按摩原理

大肠承受小肠下移的饮食残渣将其转化为粪便排泄，表现为积聚与输送并存，以降为顺、以通为用。大肠功能紊乱，会导致糟粕内结，故有"肠道易实"之说。按摩调养大肠，应以疏导糟粕为主。大肠经是调节大肠功能的经脉，刺激该经上的相关穴位可增强大肠的排泄和吸收水液功能。肺经与大肠经相表里，按摩肺经的相关穴位也可对大肠功能起到调节作用。

躯干部按摩

●按摩重点　1 迎香穴　2 天枢穴　3 大肠俞穴

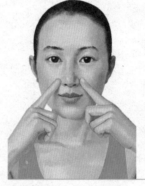

双手食指按揉迎香穴2~3分钟。迎香穴是手阳明大肠经的要穴，适当加以按摩对调整大肠功能，促进人体排泄有显著功效。

2

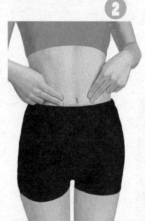

两手食、中指点按天枢穴1分钟。天枢穴是大肠经气血的主要来源之处，有疏调肠腑、理气行滞的功效，是腹部要穴。刺激此穴能有效改善肠腑功能。

3

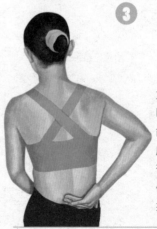

用三指按揉法按揉大肠俞穴3分钟左右，以感觉压痛为宜。大肠俞穴是大肠在背部的对应穴位。按摩此穴，具有培土健中，消积滞的作用，可以增强大肠的排泄功能。

四肢部按摩

● 按摩重点 ① 支沟穴 ② 太渊穴 ③ 合谷穴 ④ 曲池穴 ⑤ 昆仑穴 ⑥ 足部横结肠反射区

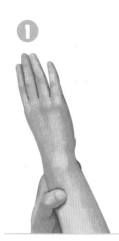

拇指点按支沟穴1分钟，以感觉酸胀为宜。支沟穴是三焦经上的穴位，适当加以按摩具有通调腑气的作用，可以促进人体排泄。

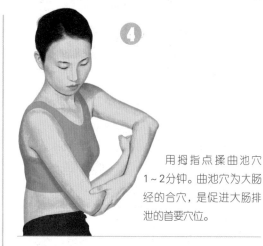

用拇指点揉曲池穴1～2分钟。曲池穴为大肠经的合穴，是促进大肠排泄的首要穴位。

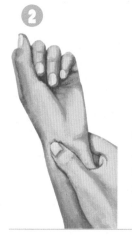

拇指点按太渊穴2分钟，以有痛感为宜。太渊穴在肺经的五输穴中居第三位，为肺经经气渐盛之处，具有补益肺气、通脉止痛的功效。肺与大肠相表里，因此，按摩此穴能增强肺气，增强大肠的排泄功能。

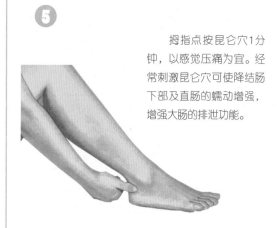

拇指点按昆仑穴1分钟，以感觉压痛为宜。经常刺激昆仑穴可使降结肠下部及直肠的蠕动增强，增强大肠的排泄功能。

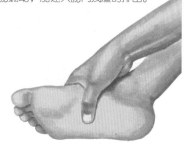

用拇指推法按摩足部横结肠反射区3～5分钟，以透热为宜。此反射区与大肠的排泄功能直接相关，按摩它们可以促进大肠蠕动，加速大肠内残渣的排出。

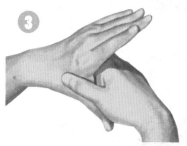

拇指按揉合谷穴1分钟，以感觉酸胀为宜。合谷穴是手阳明大肠经的原穴，为促进排泄的临床特效穴位。按摩此穴，可以增强大肠的蠕动，缩短残渣和毒素在大肠内停留的时间，加速排泄。

改善膀胱排尿功能

SELF MASSAGE

⊙《黄帝内经》有云："膀胱，州都之官，津液藏焉……""州都"即水湿聚集之处，"津液"是指人体有用的体液，可见膀胱的作用是十分重要的。从生理而言，膀胱是为人体储藏和排泄尿液的器官，如果其储尿功能出现障碍，人就会出现尿频、尿急、遗尿、尿失禁等症；如果其排尿功能出现障碍，人就会出现小便不利等症。小便是承载人体垃圾的液体，可见膀胱就是负责为人体排出毒素。相对于大肠排便、毛孔发汗等其他排毒途径而言，膀胱排尿无疑是最重要的。人三天不排便、数天不发汗都不会有大问题，但是如果三天不排尿，那么一定是出了大问题。

按摩原理

中医认为，膀胱的贮尿和排尿功能，全赖于肾的固摄和气化功能，肾气虚衰会致使膀胱气化功能不利，使人出现各种膀胱病变症状。因此，在采用按摩疗法调养膀胱时，除了需要适当刺激足太阳膀胱经上的相关穴位，以增强膀胱本身功能外，还应适当按揉足少阴肾经上的相关穴位，以固摄肾精、增强肾功能。

躯干部按摩

● 按摩重点　① 小腹　② 中极穴　③ 肾俞穴　④ 八髎穴　⑤ 脊柱两侧

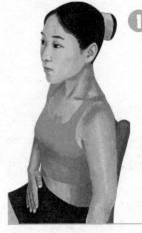

❶ 用掌摩法按摩小腹5分钟左右，以皮肤温热为宜。此法能直接作用于膀胱，有清湿热、利膀胱的作用，是改善膀胱功能的有效手法之一。

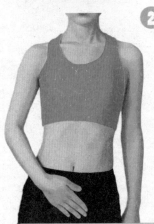

❷ 用单掌按揉法按揉中极穴2分钟左右，以感觉透热为度。此穴不但能增强精力，对养护泌尿系统也有特效。按摩此穴，具有调理脏腑气机、化气行水的作用，能改善膀胱的气化功能，促进排尿，预防各种尿路疾病。

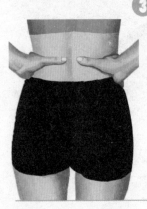

❸ 掌指关节或拇指点按肾俞穴3分钟，力量由轻到重。肾俞穴是肾的保健穴，与肾脏关系密切，其连接任脉和督脉，使阴阳沟通，贯穿全身，具有疏通经络、行气活血的作用，可温肾壮阳、补益肾气，增强肾的固摄作用。

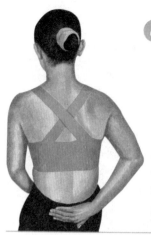

④

掌搓八髎穴，以背腰部皮肤温热并向小腹发散为度。此法对于加快腰部气血循环，补养肾脏和膀胱的效果很好。

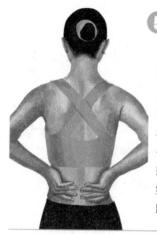

⑤

用拇指和其余四指捏后背脊椎两侧的肌肉，尽可能从高的地方向下捏，捏至尾椎骨高度为止。反复多次。此法能够有效刺激脊椎两侧的膀胱经，对疏通膀胱经气血的效果甚佳。

四肢部按摩

●按摩重点 ① 委中穴 ② 涌泉穴 ③ 足部膀胱反射区、足部输尿管反射区

①

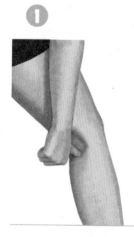

拇指或食指按揉委中穴3～5分钟。委中穴是足太阳膀胱经的要穴，适当加以刺激能有效增强膀胱功能。

②

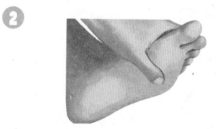

用拇指按涌泉穴3～5分钟，以感觉足心发热为宜。涌泉是肾经的起始穴，也是人体养生要穴之一。经常按摩此穴，可通调全身机能，使人体精力旺盛，体质增强，防病能力也相应增强。

③

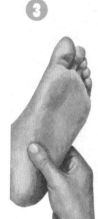
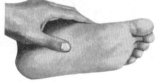

拇指揉压双足膀胱反射区（左图）、输尿管反射区（右图）各2～3分钟，以感觉透热为宜。此法能调节自律神经系统，缓解括约肌的紧张，增加膀胱血流量，改善排尿功能。

专家忠告 **保养膀胱小细节**

申时为膀胱经当令的时间。此时宜饮水，勿憋小便，将体内的垃圾排出。此时还是运动的好时间，因为这时人体新陈代谢最快，人的运动能力也最强。此外，膀胱经通达脑部，申时气血流注于脑，此时工作和学习效率都会很高。

夏季温度高，人体水分蒸发快，一旦汗出过多、饮水不足，则会导致尿液减少，促使尿盐沉积，形成结石。因此夏季应当多饮水。

保持 SELF
三焦通畅 MASSAGE

⊙《黄帝内经》有云："三焦者，决渎之官，水道出焉。"决渎，即疏通水道之意。三焦为六腑之一，是容纳其余五脏六腑的大腔，也是人体中最大的一个腑。古人将三焦分成三部分：上焦存心肺；中焦存脾胃、肝胆；下焦存肾、膀胱、大小肠。《黄帝内经》认为三焦是一个总管，负责调动运化人体之气。人体的气是通过三焦而输送到五脏六腑，充沛于全身的。三焦主持诸气，总司全身的气机和气化，是气升降出入的通道。可见三焦一旦出现问题，人的五脏六腑系统也会跟着出问题。此外，三焦是人体水液运行的通道，三焦失常，人还会出现咳痰、水肿等与中医"水液"有关的疾病。

按摩原理

三焦总司人体诸气，因而调理三焦当以通畅全身气机为主。三焦经是体现和调节三焦功能的经脉，在采用按摩疗法调理三焦时，可以通过按摩三焦经上的穴位，起到从总体上调养三焦经气、舒筋活络的作用。此外，三焦为"五脏六腑之总司"，因而还要注意养护五脏六腑，才能更好地维护三焦的气化功能。

躯干部按摩

●按摩重点　❶膻中穴　❷中脘穴

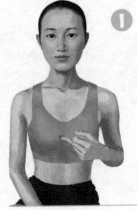

❶ 中指指腹按揉膻中穴2~3分钟，以感觉胀痛为宜。膻中穴具有调理人身气机的功能，可畅通全身气机。按摩此穴，可调节上焦经气，改善呼吸系统功能，维持心肺正常功能。

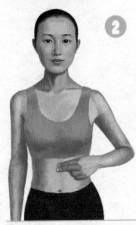

❷ 食、中指按揉中脘穴2~3分钟，以感觉酸胀为宜。中脘穴为四条经脉的会聚穴位，号称胃的"灵魂腧穴"。本穴气血直接作用于胃腑，可直接调控胃腑气血的阴阳虚实。按摩此穴，能调养中焦，增强消化系统功能。

四肢部按摩

●按摩重点　支沟穴

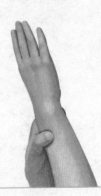

拇指点按支沟穴1分钟，以感觉酸胀为宜。支沟穴是手少阳三焦经的主要穴位之一，在五脏六腑中，三焦是气液运行的场所和通道。因此，按摩此穴具有泻除三焦火气、疏通三焦经脉的作用，尤其对于调养下焦，促进人体新陈代谢，排泄废弃物，强化泌尿系统功能意义重大。

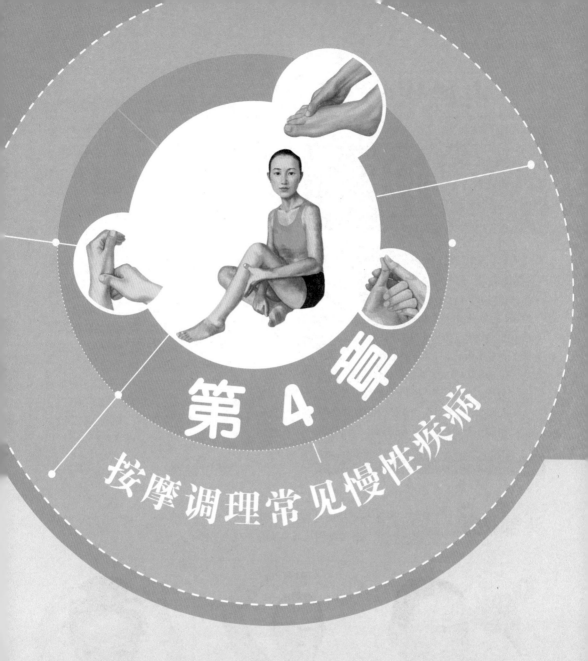

第 4 章

按摩调理常见慢性疾病

　　世界卫生组织官员表示，如果不采取措施，在未来十年中，全球将有3．88亿人死于高血压、冠心病、中风、糖尿病等各种慢性病。当前，慢性病不但威胁着人们的生命安全，还严重影响着人们的学习、工作和生活质量。因此，世界卫生组织曾经建议，中医要介入现代医学的慢性病治疗中。

　　从中医的角度看，慢性病的形成与气血不足、气失调达、气血瘀滞、痰饮潴留、经脉受阻等导致的脏腑功能失调、代谢失常密切相关。而按摩通过给予机体适当的物理刺激，可疏通经络，促进气血运行，通过神经反射，启动机体的自我调节机制，改善脏腑器官的功能，增强人体固有的自我防御和自我修复能力，消除致病因素，使人体恢复到健康状态。

　　人体有强大的自愈能力。按摩则着眼于调动这种自愈潜能，增强机体抗病能力，从而消除病邪。

内科疾病

高血压

SELF MASSAGE

⊙ 高血压是一种常见的全身性、慢性心血管疾病，以动脉血压增高，尤其是舒张压持续升高为特点。若在未服用降压药的情况下，安静状态时成人收缩压常超过18.7千帕（140毫米汞柱）和（或）舒张压超过12千帕（90毫米汞柱）即可确诊。高血压常引起心、脑、肾等器官功能性或器质性改变。据统计，我国高血压患者人数已达1.6亿，其中多为中老年人，由高血压引发的心脑血管疾病的死亡率已排到所有疾病死亡率的第一位。

 主要症状

头痛、头晕、眼花、心悸、健忘、失眠、烦躁等。患者还可能因血压急剧升高出现视力模糊，心跳加快、面色苍白或潮红等症状。高血压还可导致脑部循环障碍，使患者出现呕吐、颈项僵直、呼吸困难、意识模糊、昏迷等症。

 按摩原理

高血压属中医"眩晕""头痛"范畴。中医认为，先天体质不足、后天情志不畅和饮食不节等多种因素，可导致人体肝肾阴虚、肝火上扰、阴阳失调、脾胃不足、血脉凝滞从而引发高血压。因此按摩疗法应以调和阴阳、疏肝理气、补气养血为原则，来调整人体中枢神经系统及内分泌系统，使体液调节功能恢复正常，改善心脑血流供求不平衡，从而达到活血降压的目的。

头部按摩

●按摩重点　❶印堂穴　❷百会穴　❸头部　❹风池穴　❺耳部内生殖器反射区　❻耳部肝反射区

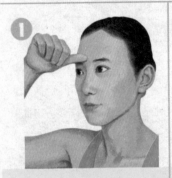

拇指点按印堂穴50次，以微感胀痛为宜。适度地刺激印堂穴，能够恢复大脑的活力，消除头痛、头昏等高血压症状，缓解精神疲乏。

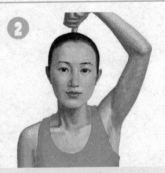

拇指点按百会穴50次。百会穴位于头顶，头顶汇集了诸多经络，百会穴为各经脉气汇聚之所。适当刺激可治疗头痛、精神不振、高血压、中风等症状。

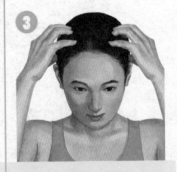

双手十指做梳头状，并用指端紧贴头皮从前发际向后发际推摩15～20次。此法可改善脑部血流状况，促进头部血液循环，适当降低颅内血压。

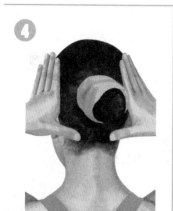

❹

双手拇指按压风池穴50次，直到患者局部感到酸胀为止。按摩此穴可明显改善颈部、脑部的血液循环，扩张血管，降低血压。

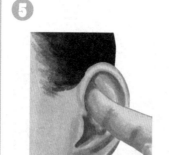

❺

用食指点按耳部内生殖器反射区1~2分钟，力量由轻到重，以局部发热、酸胀，感觉舒适为宜。

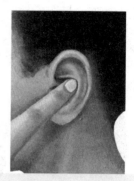

❻

用食指点按耳部肝反射区1~2分钟，以感觉耳部发热为宜。按压此区域可以起到利平肝胆、潜阳的作用，对肝火上扰引起的血压升高有特效。

躯干部按摩

●按摩重点　❶胸部　❷关元穴　❸肩井穴　❹气海穴　❺神阙穴　❻肾俞穴　❼腰骶部　❽脊柱

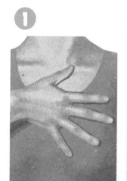

❶

两手五指分开，交替推胸部两侧各35次，以感觉清新舒适为宜。此法能缓解呼吸困难、心悸等高血压症状。

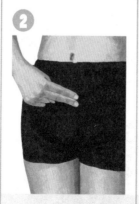

❷

食、中指点揉关元穴50次，此穴具有培元固本，补益下焦的作用，刺激它可补虚益损，起到平肝降逆之效，能有效调节体液平衡，降低血压。

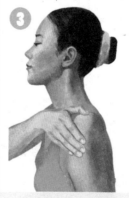

❸

用拇指点揉肩井穴50次，以局部有酸胀感为宜，按揉此穴可开窍通经、理气活络、充盈阳气，调理高血压效果显著。

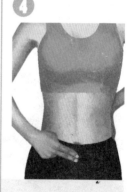

❹

食、中指按揉气海穴50次，以感觉透热为宜。按摩此穴，能够调整自主神经紊乱，安定精神，对消除胸闷、心悸、失眠等高血压症状有显著效果。

⑤
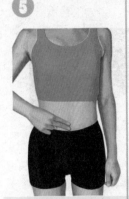
食、中指按揉神阙穴50次，力度适中。适当刺激该穴，可使人体阳气充盈、精神饱满，有效改善精神萎靡、注意力不集中等高血压症状。

⑥
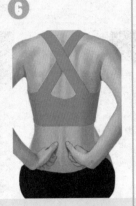
双手拇指按揉肾俞穴50次，肾俞穴具有疏通经络、行气活血的作用，可消除因高血压产生的胸闷、心悸等症状。

⑦
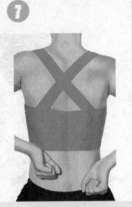
两手握拳放在腰骶部，用拳背沿腰椎骨两侧来回推摩和叩击1～2分钟，可促进肾脏血液循环，缓解眼花、面色苍白等高血压症状。

⑧
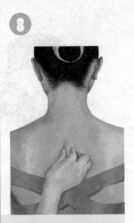
用捏脊法在脊柱上进行捏、提、推、拿，反复5次，以皮肤潮红为度，可改善睡眠状况，消除由高血压导致的失眠症状。

四肢部按摩

●按摩重点　① 合谷穴　② 太渊穴　③ 列缺穴　④ 曲池穴　⑤ 手部大脑反射区
⑥ 太冲穴　⑦ 太溪穴　⑧ 足部肾上腺反射区　⑨ 足部心反射区

❶
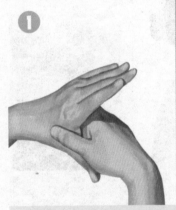
捏拿合谷穴50次，适当刺激合谷穴，有助于改善冠状动脉血液循环，用重刺激手法可引起血管舒张反应，对血压有双向调节作用，达到活血降压的目的。

❷
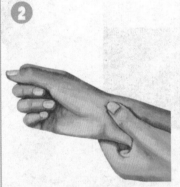
拇指揉按太渊穴50次，以微胀为宜，此穴具有补益肺气、通脉止痛的功效。按摩此穴对高血压有一定疗效，尤其对程度较严重的高血压患者效果更为显著。

❸
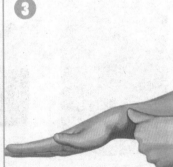
拇指点按列缺穴50次，此穴有降气平喘，降压消肿的功用，通过按摩它可有效降低血压。

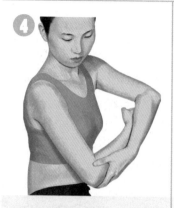

❹ 用拇指点揉曲池穴50次，力度适中。按摩此穴能安抚情绪、镇定神经，降压效果十分显著。

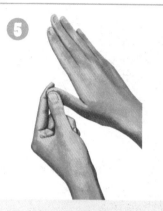

❺ 捏拿手部大脑反射区3~5分钟，可通过调节神经系统对血压的控制达到降压的目的。

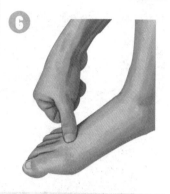

❻ 拇指按揉太冲穴50次，以感觉压痛为宜。太冲穴作为足厥阴肝经的俞穴，乃肝之原穴，可以调理各种体内气血失衡所致之病。刺激它可以疏肝理气、平肝降逆，缓解因肝气升发太过造成的血压升高。

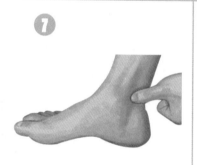

❼ 拇指按揉太溪穴50次，太溪穴有助于调节机体的体液、内分泌系统，是补肾阴的最佳穴位，肾阴亏虚可诱发高血压，因此按摩此穴有降压之效。

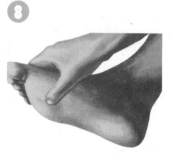

❽ 用拇指按压足部肾上腺反射区1~3分钟，力度较重，此法可活血祛风、平肝降逆，改善血液循环系统状况，降压降气。

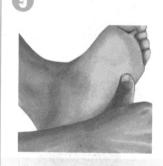

❾ 拇指用力按压足部心反射区3~5分钟，力度均匀，由轻逐渐加重，按压这一部分可刺激心脏，防止血压继续升高，稳定血压。

 专家忠告 　　30岁以上的人或者有高血压家族史的人最好每年进行一次体检，平时如果莫名其妙地出现头痛、头晕等症状，应及时去医院检查。

　　高血压患者的家中最好准备一个血压计，经常自己检测一下血压。日常生活中，患者要节制饮食，少吃盐；少吃动物内脏；戒烟戒酒。此外，高血压患者生活要有规律，最好避免情绪激动，不能过度疲劳，保持大便通畅，可在医生指导下进行适当的体育锻炼。

低血压
SELF MASSAGE

⊙ 低血压是指成年人由于生理或病理原因造成体循环动脉压力低于正常的状态。一般来说血压的收缩压持续低于12千帕（90毫米汞柱），舒张压低于8千帕（60毫米汞柱）即可称为低血压。低血压分为急性和慢性两种，日常生活中人们所说的低血压多是慢性。与高血压病相比，低血压对健康的危害常常被人们忽视。事实上，慢性低血压可使机体功能大幅度减退，使心、脑、肾等重要脏器受到损害，从而导致短暂性脑缺血、脑梗死、心肌缺血等之者多疾病，因此应当引起人们的重视。

🔍 主要症状

慢性低血压患者可出现头晕、头痛、食欲不振、消化不良、脸色苍白等情况。病情严重者还可能会出现直立性眩晕、四肢冷、呼吸困难、心悸，甚至昏厥等症状。

✚ 按摩原理

中医把该病归入"眩晕""虚劳""厥症"的范畴，主要原因是气血两虚，脾肾阳虚。此外，低血压者往往因血管收缩力差，血流不畅，以心脏为主的血液循环异常，而出现各种不适症状。通过按摩相关穴位和反射区，可滋养脾肾、补气益血，调节血管张力，加速气血运行，收缩动脉血管，提高血压，从而改善低血压症状。

头部按摩　●按摩重点　① 风池穴　② 升压沟　③ 耳部心反射区

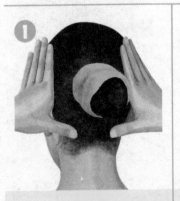

双手拇指按压风池穴50次，力度适中，以微感酸胀为宜。按压此穴可明显改善颈部、脑部的气血运行状况，适用于直立性低血压。

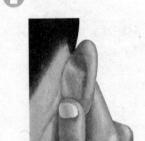

用拇指和食指配合搓摩耳背处的升压沟，上下搓摩1~3分钟，可以提高血压，增强血管张力。

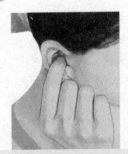

用食指按揉耳部心反射区50次，以局部感觉酸胀或发热为宜。点按心反射区可以增加心脏动力，保证心脏的血液供应，提高血压。

四肢部按摩

●按摩重点 ①大陵穴 ②神门穴 ③手部心反射区 ④涌泉穴 ⑤三阴交穴 ⑥足部肾反射区

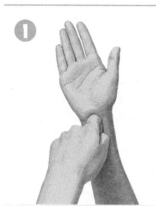

❶ 屈食指点按大陵穴50次，力度要大。刺激大陵穴有清心宁神的作用，可以提升血压，增强循环系统功能。

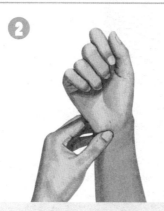

❷ 用拇指点按神门穴50次，力度适中。按摩此穴可养心安神、补益心气、活血补肾，从而平衡血压。

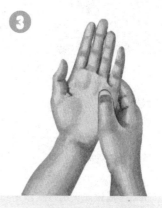

❸ 用拇指推揉手部心反射区3~5分钟，以皮肤发热为宜。此法可以明显改善因低血压引起的头晕、头痛等症状，对直立性低血压效果尤佳。

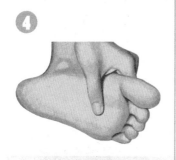

❹ 用大拇指点按涌泉穴50次，力度由轻到重，双脚交替进行，按摩此穴可迅速缓解因低血压引起的疲劳。

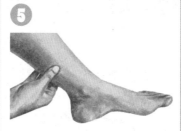

❺ 用拇指推揉三阴交穴50次，以感觉酸胀为宜。按摩此穴有活血化瘀的功效，能缓解低血压引起的各种症状。

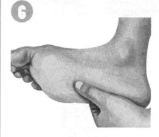

❻ 用拇指推法推足部肾反射区1~3分钟，可达到固本培元的目的，促进肾部气血运行，增强体质，调理直立性低血压。

专家忠告

1.低血压患者入浴时，要小心防止因突然起立而晕倒，泡温泉也尽量缩短时间。

2.患者对血管扩张剂、镇静剂、降压药等应慎用。

3.患者晚上睡觉时将头部垫高可减轻低血压症状，还可常以淋浴或冷热水交替洗足来加速血液循环。

4.有直立性低血压的人夜间起床小便或早晨起床之前先宜活动四肢，或伸一下懒腰，之后再慢慢起床，切忌醒来就猛然起床，否则容易出现大脑短暂性缺血而导致晕眩。

高脂血症

SELF MASSAGE

⊙ 高脂血症是指血浆中有一种或几种脂质含量过高，超出正常标准的一种慢性病症。一般以测定血浆中胆固醇和甘油三酯含量为诊断本病的依据。如果符合以下一项或几项，就患有高脂血症：总胆固醇、甘油三酯含量过高；低密度脂蛋白胆固醇含量过高；高密度脂蛋白胆固醇含量过低。高脂血症是高血压、冠心病、脑血管病、糖尿病等疾病的重要诱因，是身体健康乃至生命安全的重大隐患。该病发病率高，我国约有9000万患者，其中老年人居多。而近年来，年轻患者正迅速增加。

 主要症状

　　该病主要症状为头晕、头痛、耳鸣、心烦、盗汗、遗精、面红发热、肢体麻木、口燥易干、易激动、肝脾中度肿大、动脉粥样硬化等。此外，患者常有急性腹痛症状，尤其是在摄入高脂食物之后。高脂血症严重者可以从其眼皮、肘部、臀部等发现黄色小颗粒状的脂肪垫或脂肪瘤。

 按摩原理

　　大量高蛋白、高脂肪食品的摄入，运动量不足，导致血浆中脂肪大量囤积，血液流动缓慢，是高脂血症的主要病因。中医认为，此症多由肝肾阳虚、脾失健运、痰浊瘀滞经络所致。按摩特定的穴位和反射区可通经活络、滋补肝肾、健脾化痰，增强血液循环，有效实现降低血脂的目的。

躯干部按摩　●按摩重点　❶ 中脘穴　❷ 气海穴　❸ 脾俞穴

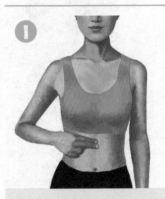

食、中指按揉中脘穴1～3分钟，力度适中。按摩此穴，有降逆利水、清热利湿、安神定志之效，可消除头晕、耳鸣、心烦等高血脂症状。

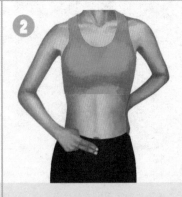

食、中指按揉气海穴1～3分钟。按揉此穴，能有效改善全身虚弱状态，增强免疫及防卫功能。

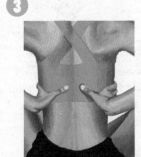

拇指点按脾俞穴50次。按摩时，大拇指用力按住脾俞，稍后再猛然放开。按摩此穴，能驱散脾脏热毒，调节人体消化系统，加速气血运行，降低血脂。

四肢部按摩

●按摩重点　① 手部心反射区 ② 丰隆穴 ③ 三阴交穴 ④ 足三里穴
　　　　　　⑤ 涌泉穴 ⑥ 足部小肠反射区

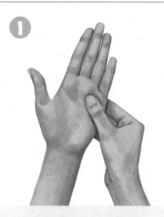

❶ 用拇指推揉手部心反射区3～5分钟，按摩此反射区，可以明显改善心脏血液循环，消除因高脂血引起的头晕、头痛等症状。

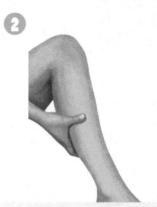

❷ 拇指按揉丰隆穴3～5分钟，力度以略感胀痛为宜。按摩此穴，可调和脾胃，加强气血流通，促进水液代谢，对因痰浊瘀滞经络而致的高脂血症有一定疗效。

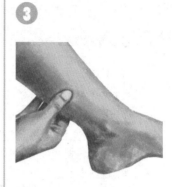

❸ 拇指点按三阴交穴50次，以感觉酸胀为宜。按摩此穴，有滋补肝肾、解痉、消肿化瘀作用，对于高脂血症有较好的效果。

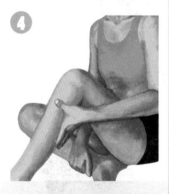

❹ 拇指揉按足三里穴50次，以感觉酸胀为宜。按摩此穴可以调理肝脾、补益气血、燥化脾湿，对高脂血症有一定治疗作用。

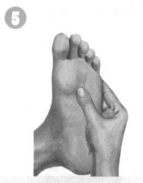

❺ 用拇指按压涌泉穴50次，以足心发热为宜。按摩此穴可以改善血液循环，降低血脂浓度，从而有效调理高脂血症。

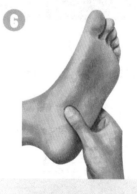

❻ 拇指按压足部小肠反射区1～3分钟，以局部发热为宜。此法有健脾行气的功效，可调节人体消化系统，促进脂肪分解，加速血液流动，稀释血液黏度。

专家
忠告

1.患者应多参加体育锻炼，增强体质。

2.患者应减少动物性脂肪和高胆固醇食物的摄入，如动物内脏、肥肉等，多吃蔬菜、水果和薯类，尤其是香菇、番茄、苹果、玉米等降脂食品。

糖尿病

SELF MASSAGE

⊙ 糖尿病是一种内分泌代谢综合征，由血中胰岛素不足或敏感性降低导致血糖过高所致。血糖过高会引起全身多系统的代谢障碍，导致大血管和微血管的病变，从而使人体出现严重的眼、心、脑、肾、神经等器官组织的并发症，如眼底出血、心肌梗死、脑中风、酮症酸中毒、昏迷、肾脏症候群、蛋白尿、尿毒症等病症。糖尿病多发于40岁以上人群或者喜食甜食的肥胖人群，是一种严重危害人类健康的常见病，并已成为当代社会中一种新的流行病。

 主要症状

糖尿病的典型症状为多饮、多食、多尿、消瘦，也就是"三多一少"和高血糖。此外，患者还可能出现无原因的身体疲劳，虽然饮食规律但常有饥饿感、尿量多、口渴多饮，头晕眼花等症状。

 按摩原理

糖尿病属中医"消渴症"的范畴。中医认为，消渴是由于人体阴虚，五脏虚弱，加上饮食不节、过食肥肉甜食、情志失调、纵欲过度，导致肾阴亏虚，肺胃燥热所致。按摩特定的穴位和反射区，可疏通经络、行气活血、健脾和胃、补肾培元，促进胰岛素分泌，加速糖的利用，降低人体对糖的吸收，并调整中枢神经，使人体代谢系统恢复正常功能，从而达到调理糖尿病的目的。

头部按摩 ●按摩重点 ① 太阳穴 ② 承浆穴 ③ 耳部胰胆反射区

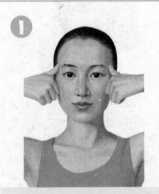

双手拇指点按太阳穴50次左右。糖尿病往往造成视网膜病变，导致视物模糊，甚至失明。按揉太阳穴对改善糖尿病并发的眼睛症状有良好的效果。

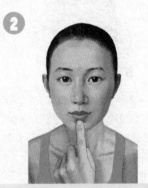

食指点按承浆穴，先向左转，后向右转，各按摩50次，力度以微胀为宜。承浆穴为足阳明任脉之会，经常按摩此穴能控制激素的分泌，缓解因糖尿病而引起的不适症状。

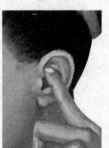

食指按压耳部胰胆反射区1～2分钟，以按压部位微痛为宜。按此反射区可促进胰岛素分泌，平衡代谢系统，缓解各种因糖尿病引起的不适症状。

躯干部按摩

●按摩重点　❶ 中脘穴 ❷ 膻中穴 ❸ 后腰部 ❹ 腰椎部脊柱 ❺ 肾俞穴
❻ 胃脘下俞穴 ❼ 命门穴 ❽ 腰眼穴

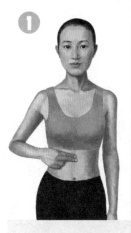

❶ 食、中指按揉中脘穴1～3分钟，以感觉酸胀为宜。本穴气血直接作用于胃腑，能调控胃腑气血的阴阳虚实。按摩此穴，可健脾和胃，缓解多食易饿症状。

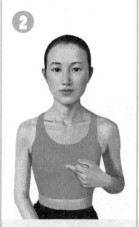

❷ 中指指腹按揉膻中穴1～3分钟。胸为大气之府，因此膻中穴为体内气的会穴，具有补气调气的功效。按摩此穴，可以改善因糖尿病导致的消瘦症状。

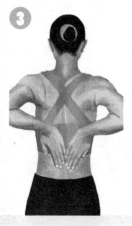

❸ 双手掌根推后腰部5～10次。后腰上密布着肾俞、气海俞、小肠俞等穴位，这些穴位与内部脏腑相应，刺激它们能调理脏腑，提高免疫力，从而预防糖尿病。

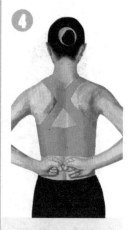

❹ 双手握拳用掌指关节拨揉腰椎部脊柱两侧35次，力度适中，酸痛部多施手法，可调和脾胃，调节血糖。

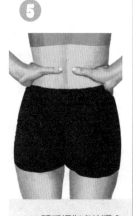

❺ 双手拇指点按肾俞穴50次，以感觉压痛为宜。肾俞穴具有疏通经络、行气活血的作用，按摩该穴可消除水肿、消渴等糖尿病症状。

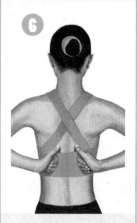

❻ 双拇指按揉胃脘下俞穴35次，力度较轻。按压此穴可养护胰脏，利于胰岛素分泌，辅助治疗糖尿病。

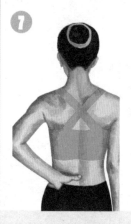

❼ 拇指指端按揉命门穴35次，以感觉酸胀为宜。此法可消除由糖尿病导致的身体疲劳、困乏等症，恢复精力。

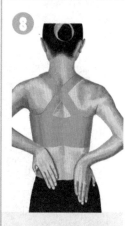

❽ 双手掌根摩擦腰眼穴30次，以感觉胀痛为宜。按摩此穴，可加速肾脏区血液循环，改善泌尿系统状况，缓解糖尿病症状。

四肢部按摩

● 按摩重点　① 曲池穴　② 内关穴　③ 指尖　④ 手部胃脾大肠反射区
⑤ 太溪穴　⑥ 三阴交穴　⑦ 足部脑垂体反射区　⑧ 足部胃、十二指肠反射区　⑨ 足部胰腺反射区

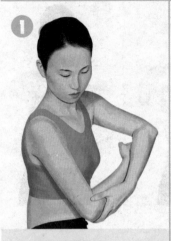

❶

拇指点按曲池穴50次，以感觉胀痛为宜。按摩此穴，可调整人体的内分泌系统，消除糖尿病人的口渴症状。

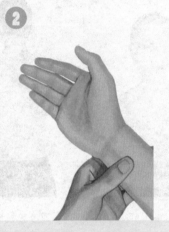

❷

拇指按揉内关穴50次，以感觉酸胀为宜。此穴具有疏导水湿的功效，可以很好地调节人体内分泌系统，改善多尿现象。

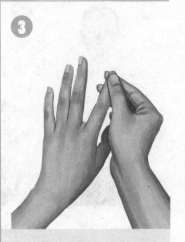

❸

用一手拇指指端和食指第二指节依次按摩另一只手的五个手指尖，力度适中。之后两手互换，使十指指尖都得到充分按摩。此法有调节脏腑的功效，对糖尿病有辅助治疗作用。

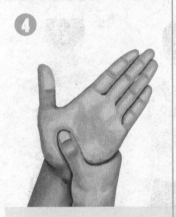

❹

拇指推手部胃脾大肠反射区2分钟，以手部有灼热感为宜。与指尖按摩相配合对初期糖尿病患者有奇效，坚持一段时间后，"三多一少"症状会明显改善。男性先按左手，后右手，女性反之。

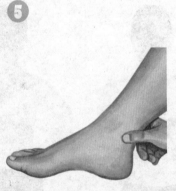

❺

拇指按揉太溪穴35次，以感觉压痛为宜。太溪穴是滋养肾阴的要穴。适当刺激该穴，具有补肾培元的作用，可改善多尿症状。

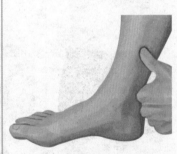

❻

拇指按揉三阴交穴50次，以按压部微酸为宜，适当按摩此穴，可调节胰岛素分泌，使血糖下降。

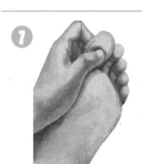

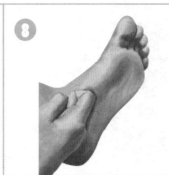

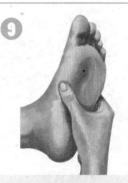

用拇指或食指按揉足部脑垂体反射区1~3分钟，力度要大，以产生酸痛感为宜，可调和脏腑，理气顺血，改善糖尿病导致的消瘦症状。

屈食指点足部胃、十二指肠反射区3~5分钟，力度均匀并由轻逐次加重，具有降糖清胰的效果。

用拇指按揉足部胰腺反射区，每区3~5分钟。按摩此处有助于推动体内积存的废物随尿液排出体外，改善体内微循环环境。

对症加按

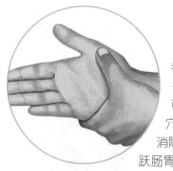

口渴者：患者出现口渴、多饮症状时，可拇指按鱼际穴35次，能有效消除心理疲劳，活跃肠胃功能，缓解多饮症状。

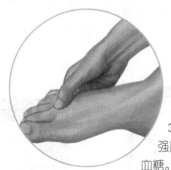

多食易饿者：患者出现多食易饿症状时，可加按内庭穴35次，能有效增强脾胃功能，调节血糖。

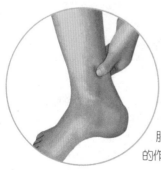

盗汗者：患者出现盗汗症状时，可用拇指点按复溜穴35次。按摩此穴，有舒肝益肾、健脾除湿的作用。

专家忠告

1.糖尿病患者需保持乐观的心态，用自信去战胜它。切忌精神萎靡，消极懈怠或过于劳累，以免导致内分泌紊乱，从而不利于血糖的控制。

2.患者运动量不宜过大，以免引发低血糖，可采取散步、做操等锻炼方式。

3.患者应减少糖类和脂肪的摄入量，主食最好以粗粮为主，副食以蔬菜为主，瘦肉、蛋类为辅。

4.患者应定期化验血糖、尿糖，以及肝功、血常规等，以便随时了解自己的身体状况。

慢性
支气管炎
SELF MASSAGE

⊙慢性支气管炎是由细菌和病毒感染或环境刺激引起气管、支气管黏膜及其周围神经组织充血肿胀导致的慢性炎症，以老年人多见。随着病情缓慢进展，该病常并发阻塞性肺气肿，甚至肺动脉高压、肺源性心脏病。

 主要症状

其主要症状为：咳嗽、咯痰或气喘。患者常伴有鼻塞、头痛、咽痛、畏寒、发热、肌肉酸痛等症状，严重者甚至会出现呼吸困难症状。

按摩原理

中医认为，慢性支气管炎的发病与肺、肾、脾三脏器有关，因感受外邪而生。因此，在按摩时，主要以宣肺化痰、补肾纳气、行气消肿为原则。通过对相关穴位和反射区的按摩，可消除气管、支气管黏膜及其周围神经组织的肿胀和炎症，从而改善慢性支气管炎。

头部按摩 按摩重点 ①迎香穴 ②耳部气管反射区 ③风池穴

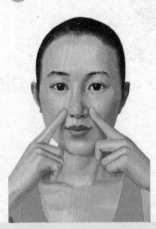

① 食指点揉迎香穴1～3分钟。按摩此穴能够疏通经络，改善呼吸系统功能，促进血液循环，通畅鼻道，增强五脏功能。

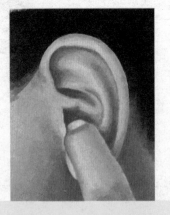

② 食指指端点按耳部气管反射区50次，按摩此处能调理肺脏，起到宣肺化痰、止咳平喘的功效，对慢性支气管炎有辅助治疗的效果。

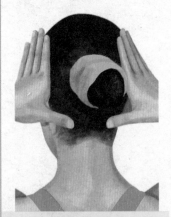

③ 双手拇指点压风池穴50次。适当刺激风池穴，具有祛风散寒、宣肺解表、宣通鼻窍的功效，可消除鼻塞、咳嗽等慢性支气管炎症状。

躯干部按摩 ●按摩重点 ① 天突穴 ② 风门穴 ③ 肺俞穴

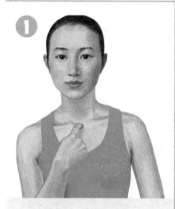

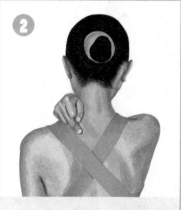

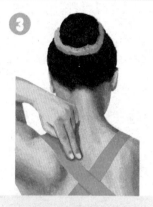

食指勾点天突穴50次，力度适中。按摩此穴，可宣肺平喘、清音利痰，对慢性支气管炎导致的呼吸困难效果明显。

中指按揉风门穴1~3分钟。适当地按摩此穴，可以解表清热，对发热、咳嗽等慢性支气管炎症状具有一定疗效。

食、中指按揉肺俞穴1~3分钟。肺俞穴位于足太阳膀胱经上，是肺气在背部输注之处。按摩此穴能够调节机体肺腑功能，增加肺通气量，调整呼吸系统，辅助治疗慢性支气管炎。

四肢部按摩 ●按摩重点 ① 尺泽穴 ② 手部喉与气管反射区 ③ 太溪穴
④ 足部肺、支气管反射区

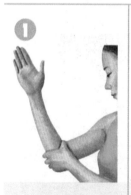

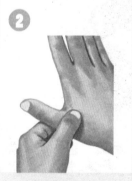

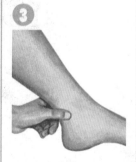

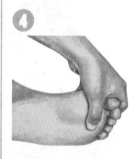

拇指放在对侧尺泽穴，其余四指环抱肘后，适当按揉1~3分钟，以按压处有酸痛感为宜，双手交替进行，可止咳平喘，清热化湿。

按揉或推按手部喉与气管反射区1~3分钟，可以改善咳嗽、咯痰等慢性支气管炎症状。

拇指指腹按揉太溪穴50次，以感觉胀痛为宜。按摩此穴有滋阴补肾、补益肺气的功效，可消除咳嗽、气喘等慢性支气管炎症状。

拇指推按足部肺、支气管反射区3~5分钟，以皮肤发热为宜，对缓解慢性支气管炎症状有良好效果。

肺气肿

SELF MASSAGE

⊙ 肺气肿是指支气管末端，即细支气管、肺泡管、肺泡囊和肺泡的膨胀及过度充气，导致肺组织弹力减退或容积增大的一种阻塞性肺疾患的总称，多为慢性支气管炎、支气管哮喘和肺纤维化等症的继发性病症。该病可导致肺部损伤，从而影响人体输氧功能和呼吸功能，而心、脑、肾、肝、肠胃等众多器官也会因缺氧而出现相应症状。该病患者多有吸烟史和慢性支气管炎病史。

 主要症状

该病临床上以渐进性的气急、气短、咳嗽、咯痰为主要症状，病情严重者可出现肺心病、慢阻肺等，甚至会丧失劳动力。

 按摩原理

该病在中医上属于"肺胀"的范畴，由多种慢性肺系疾病反复发作，迁延不愈，使肺脾肾三脏虚损，导致气道不畅、肺气壅滞、胸膺胀满等症。按摩疗法，具有宣肺平喘、消痰止咳、通气活血的功效，能修复气道炎性病灶，消除气流阻塞和气道高反应性，还可温阳固本，增强机体适应性。

头部按摩　●按摩重点　❶头部　❷风池穴　❸耳部肺反射区

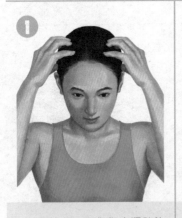

取坐位，五指指尖紧贴头皮，以梳头状沿头两侧由前向后推。此手法能够缓解患者常常出现的头晕、嗜睡、咳嗽等症状，同时能够增强机体免疫力。

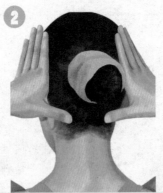

拇指揉按风池穴3~5分钟，力度适中。风池穴是足少阳胆经上的重要穴位之一，也是治疗呼吸系统疾病的要穴。适当刺激风池穴，具有祛风散寒、宣肺解表、宣通鼻窍的功效。

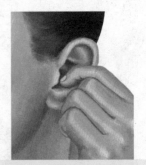

食指指端按揉耳部肺反射区3~5分钟，以局部发热为宜。按压此反射区能改善肺部症状，提高机体抗感染能力，加快病情恢复。

躯干部按摩 ●按摩重点 ❶上胸部 ❷胸肌 ❸气海穴 ❹肺俞穴

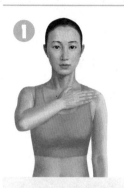 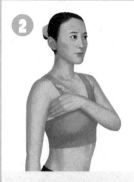 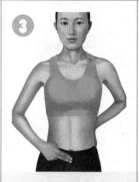 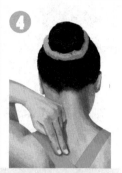

❶ 患者取坐位，用手掌平贴两锁骨下缘，平擦上胸部，以皮肤微红为度。此法能增加肺组织的血液供应，提高肺功能。

❷ 先用右手轻柔地拿捏左侧胳肢窝前面的胸肌，拿捏20次后换左手拿右胸肌，两侧对称。此法能够刺激肋间协助呼吸动作的肌肉。

❸ 食、中指按揉位于脐下小腹部的气海穴3~5分钟。气海穴是人体补气强身的重要穴位，和缓地按揉可补气平喘，缓解气急、气短症状。

❹ 食、中指按揉肺俞穴3~5分钟。按揉此穴可宽胸理气、平喘止咳。

四肢部按摩 ●按摩重点 ❶曲池穴 ❷尺泽穴 ❸手部肺反射区 ❹足部肺、支气管反射区

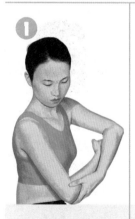 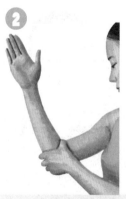 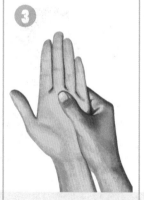 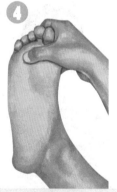

❶ 用拇指按揉曲池穴50次，以感觉酸胀为宜，左右手交替进行。按压此处能消除咳、喘等肺气肿症状。

❷ 用拇指按揉对侧上肢的尺泽穴50次。尺泽穴具有补肺气、滋肺阴的作用，是调理肺病的特效穴位。

❸ 拇指推按手部肺反射区3~5分钟，以局部发热发烫为宜。此法可改善肺部血液循环，缓解肺气肿症状。

❹ 拇指推按足部肺、支气管反射区3~5分钟，力度可稍重。此法能调整肺部血液循环，长期坚持可提高肺的功能，辅助治疗肺气肿。

感 冒

SELF MASSAGE

⊙感冒俗称伤风，是一种临床常见的由多种病毒引起的呼吸道疾病。该病一年四季都可发病，尤以冬、春季发病率最高，多见于体质虚弱、抵抗力低下者。感冒虽算不上什么大病，但它的症状却让人很难受，不但影响人们的正常生活、工作和学习，也使人心情烦躁、郁闷。因此，学会一招可随身携带的"敲打治疗感冒法"，有效缓解因感冒引起的各种不适症状是非常有必要的。

主要症状

主要症状为：鼻塞、流涕、打喷嚏、咽喉肿痛、咳嗽等，或伴有头痛、头昏、全身酸痛和发热、怕风等症。

按摩原理

中医认为，人体肺气不足，抗病能力会减弱，气候剧变时卫外功能无法适应，邪气乘虚由皮毛、口鼻入侵，便会导致感冒。因手太阴肺经主皮毛，首当其冲，所以感冒表现为一系列的肺经疾病症状，如咳嗽、鼻塞等。敲打特定经络和穴位可激发人体内部正气，使其更有效地抵御外邪，从而缩短感冒病程。

头部按摩 ●按摩重点 ① 太阳穴 ② 印堂穴 ③ 迎香穴 ④ 风池穴

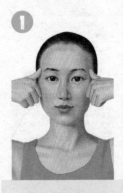

❶ 双手拇指按住两侧太阳穴，适当用力按揉1~3分钟。此法能疏风通络、解热镇痛，对于缓解鼻塞、头痛症状效果不错。

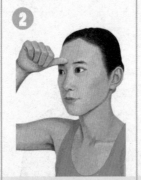

❷ 大拇指指尖点按印堂穴1~3分钟。此法能疏风清热、安神宁志，可缓解感冒引起的头痛症状。

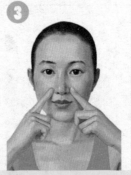

❸ 两手食指指腹分别按于同侧迎香穴，同时用力按揉1~3分钟，能起到疏风通窍，解痉止痛的作用，对于缓解鼻塞、流涕等感冒症状效果很好。

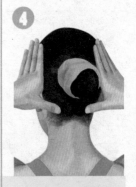

❹ 两手拇指指腹分别置于同侧风池穴，其余四指附于头部两侧，由轻至重按揉1~3分钟。风池穴是减轻感冒症状的特效穴，适当按摩此穴，可祛风散寒、宣肺解表、宣通鼻窍。

躯干部按摩 ●按摩重点 ① 大椎穴 ② 风门穴 ③ 肺俞穴

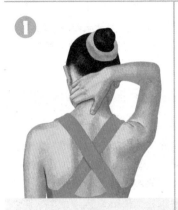

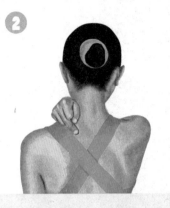

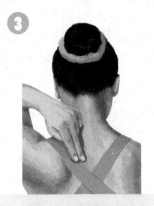

拇指按大椎穴50次，以感觉酸痛为宜。按摩此穴能疏风散寒、调理肺气，有效缓解打喷嚏、咽喉肿痛等症状。

中指按揉风门穴50次，以局部发热为宜。风门穴是人体抵御风邪侵袭的重要屏障，适当地按摩此穴，可以解表清热，对发热、感冒、咳嗽具有一定疗效。

食指、中指指腹按揉肺俞穴2~3分钟，此法对调理呼吸系统疾病有良好效果。

四肢部按摩 ●按摩重点 ① 合谷穴 ② 手部气管反射区 ③ 足三里穴
④ 足部肺、支气管反射区

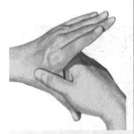

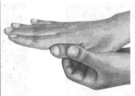

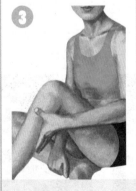

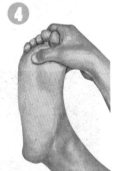

拇指按揉合谷穴1~3分钟，用力适当，以有酸胀感为度，双手交替进行。此法可疏风解表、开窍醒神，消除鼻塞症状。

拇指推揉手部气管反射区3~5分钟，以皮肤发热为宜，双手交替进行。按压此反射区可以缓解鼻塞，流涕等感冒症状。

拇指指腹放于同侧足三里穴处，其余四指紧附腿肚，适当用力按揉足三里穴1~3分钟。此穴是人体养生大穴，按摩此穴能调和气血，增强体质，预防感冒。

拇指推揉足部肺、支气管反射区3~5分钟，力度稍重。此法能缓解由感冒引起的咽喉疼痛、发热、怕风等症状。

慢性胃炎

SELF MASSAGE

⊙ 慢性胃炎指胃黏膜的炎性病变，是一种常见的消化系统疾病。慢性胃炎可由急性胃炎转化而来，急性胃炎后，胃黏膜病变持久不愈或反复发作，均可形成慢性胃炎。生活中人们长期饮食不规律、大量吸烟饮酒、情绪不佳、免疫功能失调、服用某些药物等都可能成为慢性胃炎的诱发因素。慢性胃炎病程较长，病症持续或经常反复发作，给人带来巨大痛苦。此外，它的发病率居各种胃病之首。

主要症状

其主要症状为：食欲减退，上腹部不适或隐痛、嗳气、口苦、泛酸、便秘、恶心、呕吐等。

按摩原理

慢性胃炎是最常见的胃病，属中医学"胃脘痛""痞满""吞酸""嘈杂""纳呆"的范畴。中医认为，慢性胃炎多因长期情志不畅、饮食不节、劳逸失常，导致肝气郁结、脾失健运、胃脘失和所致。因此调理慢性胃炎的按摩疗法当以养胃健脾、疏肝理气为关键。

头部按摩 ●按摩重点 ❶ 耳部胃反射区 ❷ 耳部皮质下反射区 ❸ 耳部交感反射区

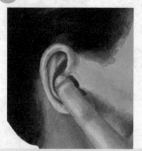

食指指端点按耳部胃反射区50次，力度由轻到重，以局部有胀痛感为宜。按压此处可以改善局部血液循环，增强胃肠蠕动，消除胀气，佐治慢性胃炎。

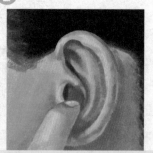

食指指腹按揉皮质下反射区1~2分钟。耳部的皮质下反射区对应大脑皮质，有调节大脑皮质的功能，另外按摩此穴还具有消炎、消肿、止痛、缓解腹胀的作用。

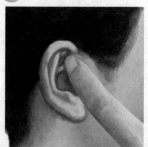

食指指腹按揉交感反射区1~2分钟。交感反射区对人体自主神经系统有调节作用，可辅助治疗由自主神经系统紊乱引起的胃脘痉挛、胃痛肠绞痛等症。

躯干部按摩 ●按摩重点 ① 腹中线 ② 中脘穴 ③ 天枢穴 ④ 胃俞穴

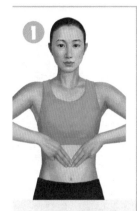 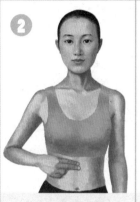 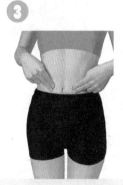 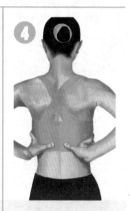

①	②	③	④
将食指、中指、无名指并拢，沿着身体腹中线左右上下反复推摩3~5分钟，力度适中，以局部发红发热为宜。	食、中指按揉中脘穴3~5分钟。按摩此穴能调理中气、健脾利湿，缓解胃痛、腹胀、呕吐、反胃吞酸、消化不良等慢性胃炎症状。	双手食、中指按揉左右天枢穴3~5分钟。天枢穴是胃经要穴，有疏调肠腑、理气行滞的作用。按摩此穴，对于慢性胃炎有一定疗效。	双手拇指点按背部两侧胃俞穴50次。适当刺激该穴，可增强胃功能，能帮助治疗胃肠慢性疾病。

四肢部按摩 ●按摩重点 ① 内关穴 ② 手部胃反射区 ③ 足部胸部淋巴结反射区 ④ 足部胃反射区、足部十二指肠反射区

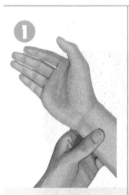 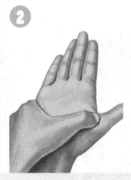 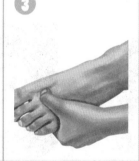 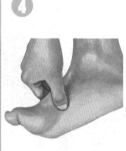

①	②	③	④
拇指按压内关穴50次。按摩内关穴能清心火、疏三焦、宁神和胃、宽胸理气，可缓解胃胀、胃痛等慢性胃炎症状。	拇指指腹搓揉手部胃反射区3~5分钟，力度适中，可增强肠胃功能，修复胃部受损组织，调理慢性胃炎。	拇指揉捏足背胸部淋巴结反射区3~5分钟。淋巴球负责吞噬细菌，经常按摩此处可增强人体抵抗力，逐步调理慢性胃炎。	用拇指推按足部胃反射区、十二指肠反射区3~5分钟，左脚按摩方向是由外往内，右脚按摩方向是由内往外。

胃下垂

SELF MASSAGE

⊙ 胃下垂是指胃体下降到不正常的位置，并由此而产生的一系列胃肠症状。人们若长期劳累或大脑过度疲劳，就会使大脑皮质和皮质下中枢神经功能失调，导致胃张力减弱、蠕动缓慢、机能减退，出现下垂现象。胃下垂是一种慢性病，也是一种常见的内脏下垂，多发于老年人及体质较弱者。胃下垂患者除了消化能力有所降低外，还会出现呕吐等不适症状，日常生活会受到不同程度的影响。

 主要症状

胃下垂轻微的患者，无明显症状。较严重者会出现食少、经常嗳气、胃脘坠胀不舒、腹痛、消化不良、食欲减退、消瘦、乏力等症状，且症状多在饭后加重。久病之人可见失眠、心悸、头晕等症状，触其腹部有强烈的腹主动脉搏动感。

 按摩原理

中医认为，胃下垂是因人体元气亏损、脾胃虚弱、中气下陷所致。按摩疗法吸收了中西医的观点，主要以健脾和胃、强肾益气、养血生精为原则，通过按摩特定的穴位和反射区，调整消化系统，增强膈肌悬吊力，改善肝胃、膈胃韧带功能，提高腹内压，从而有效缓解胃下垂。

头部按摩 ●按摩重点 ❶百会穴 ❷耳部胃反射区 ❸耳部肾反射区

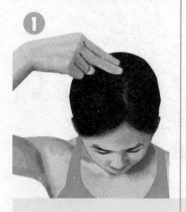

 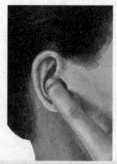

 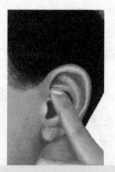

食指和中指按压头部百会穴50次。百会穴能够通达周身脉络经穴，按摩此穴能调节机体平衡，通络止痛，缓解胃脘坠胀不舒，倦怠乏力等胃下垂症状。

食指按揉耳部胃反射区3~5分钟，以局部发热为宜，按摩这些反射区可健脾和胃、提升中气，增强膈肌悬吊力，使胃体恢复正常。

食指指腹按揉耳部肾反射区3~5分钟。肾为人体之本，按压此区能够增加胃肠道的供血，改变胃肠壁的血液循环，改善肝胃、膈胃韧带的功能，缓解胃下垂症状。

躯干部按摩

●按摩重点 ❶中脘穴 ❷上腹部 ❸巨阙穴 ❹胃俞穴

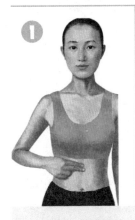

❶ 将食、中指放在中脘穴上，适当用力随着呼吸缓缓揉按1~3分钟，可疏肝和胃、止痛止吐，对于改善乏力、心悸等胃下垂症状十分有效。

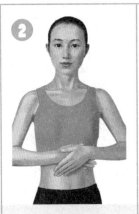

❷ 手掌以顺时针方向按揉上腹部，以腹部发热为佳。此法有宽胸理气、健脾和胃的作用，可消除消化不良等胃下垂症状。

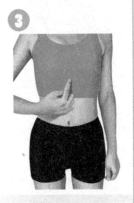

❸ 食指指端点按巨阙穴50次，力度适中，以感觉舒服为宜。按摩此穴，可调节心脏功能，提升胃气，减轻胃下垂症状。

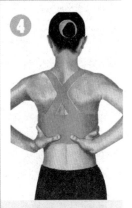

❹ 双手拇指点按背部两侧胃俞穴50次。经常按摩此穴，可行中和胃、调节胃气，恢复膈肌悬吊力和胃部动力，减轻胃下垂症状。

四肢部按摩

●按摩重点 ❶手部胃反射区 ❷足三里穴 ❸涌泉穴 ❹足部甲状腺反射区

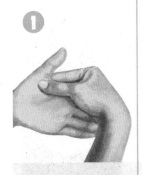

❶ 拇指捏拿手部胃反射区1~3分钟，以局部发热发红为宜。经常按摩这些反射区，能改善胃部血液循环，增强胃动力，有效缓解胃下垂症状。

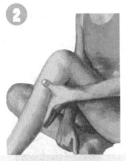

❷ 拇指点按足三里穴50次。足三里是养生大穴，按摩此处能补脾健胃、调和气血、调整消化系统、增强胃气，防止胃继续下垂。

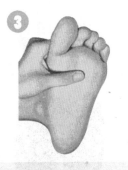

❸ 拇指点按足底涌泉穴50次，以按处发热为宜。涌泉是全身中气之源，按压此穴能够使人体精力旺盛、体质增强，改变中气不足的状况。

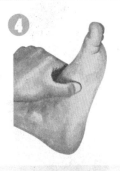

❹ 拇指推揉足部甲状腺反射区1~3分钟。此法能改善人体代谢系统，强化消化系统，缓解经常嗳气、大便时稀时秘等胃下垂症状。

腹泻
SELF MASSAGE

⊙ 腹泻是消化系统疾病的常见症状，指人体进食后，食物未经完全消化、吸收即被排出体外，导致排便次数明显超过平时频率，粪便稀薄水分增加或带有脓血的现象。腹泻可影响人体对食物中营养成分的吸收，消耗体内蓄存的营养。长期腹泻可使人营养不良、贫血、抵抗力下降。腹泻可分急性和慢性两种：急性腹泻发病急剧，病程多在两周之内；慢性腹泻病程多在两个月以上。

🔍 主要症状

临床主要表现为，患者排便次数增多，便质稀薄，水样或带有脓血，常伴有排便急迫感、肛门不适、失禁等症。此外，患者还可能兼有腹鸣、腹痛、食少、精神疲乏及脱水等症状。

✚ 按摩原理

中医认为本病与脾、胃、肾和大小肠功能失常有关，多由于长期情志或饮食失调、久病体弱等导致脾虚失运或脾肾不固所致。因此，在采用按摩疗法时，以健脾和胃、补肾益气为原则，通过对相关穴位和反射区的按摩，调整消化机能，消除消化器官不适，增强肠胃功能，从而达到止泻的目的。

躯干部按摩

●按摩重点 ❶腹部 ❷天枢穴 ❸中脘穴 ❹脾俞穴

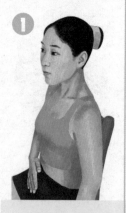

❶ 用掌摩法逆时针方向摩腹，时间5分钟左右，以皮肤透热为宜。此法能疏导肠胃，行气活血，缓解腹泻症状。

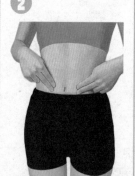

❷ 食、中指按揉左右天枢穴1~3分钟，以透热为宜。天枢穴在人体内主要负责疏调肠腑、理气行滞，是腹部要穴，按压此穴能调节肠腑功能，减轻腹泻。

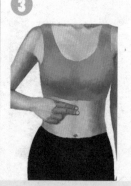

❸ 食、中指按揉中脘穴50次，以感觉酸胀为宜。按摩中脘穴对胃肠功能有调整作用，可以起到健脾和胃、补中益气的功效，是减轻腹泻的特效穴位。

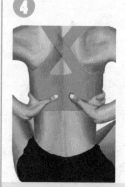

❹ 拇指点按背部脾俞穴50次，以局部感觉酸胀为宜。脾俞穴是脾的保健穴，按摩此穴能够健脾利湿、和胃降逆，预防腹胀、腹泻等症。

四肢部按摩

●按摩重点　① 曲池穴　② 内关穴　③ 鱼际穴　④ 手三里穴　⑤ 足部小肠反射区　⑥ 足部肾上腺反射区

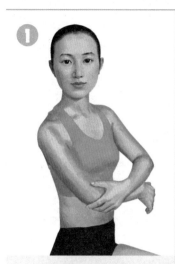

① 拇指点按曲池穴50次，双手交替进行，以局部感觉酸胀为宜。按摩曲池穴能够活跃大肠功能，还原机体正常的消化功能，帮助治疗急、慢性腹泻。

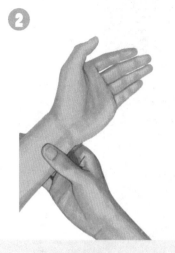

② 拇指点按内关穴50次，双手交替按摩，每日早晚各1次。内关穴具有疏导水湿的功效，因而对消化系统、内分泌系统等都具有良性调整作用，可缓解腹泻症状。

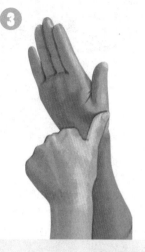

③ 拇指推按双手鱼际穴50次，以局部发红发热为宜。按摩鱼际穴可以活跃胃肠功能，消除消化器官不适，对腹泻有一定疗效。

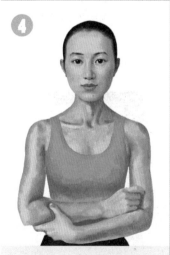

④ 拇指点按手三里穴50次，力度适中。手三里穴属大肠经，与胃经相通，因此按摩此穴可以调节肠胃功能、健脾和胃，有效调理腹泻等肠胃病症。

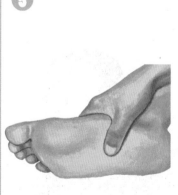

⑤ 用拇指推法向心方向推足部小肠反射区1分钟左右，力度可稍重。此法对改善肠胃功能，调肠止泻有一定疗效。

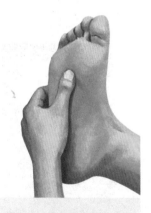

⑥ 拇指推法向心方向推肾上腺反射区3分钟左右。此法能调整人体代谢功能，缓解腹泻症状。

便 秘
SELF MASSAGE

⊙ 便秘，指大便在人体内停留时间过长，导致大便干结，排出困难或排不尽的情况。现代人生活紧张、工作压力大、新陈代谢不理想，吃了过多的荤腥之物或不易消化的食物后，就容易出现便秘。便秘是百病之源，长期便秘会使人体因毒素无法及时排出而出现腹胀、口臭、食欲减退和易怒等身体中毒症状，还会引起肥胖、皮肤老化、贫血、肛裂、痔疮、直肠溃疡等疾病。

 主要症状

主要表现为患者大便秘结，排出困难，经常3～5天或7～8天排一次，有时甚至更久。便秘日久，患者可出现腹部胀满、腹痛、食欲不振、头晕头痛、睡眠不安等症状。

 按摩原理

现代医学认为，大肠的蠕动功能失调，不良饮食习惯、排便习惯、生活习惯及精神因素等是造成便秘的主要原因。中医认为，由身体体质或精神原因引起的肠腑功能传导失常是造成便秘的主要原因。因此，在采用按摩疗法时，要以和肠消导为主，通过对相关穴位和反射区的按摩，改善肠腑功能，促进排便，缓解便秘症状。

头部按摩 按摩重点 ❶耳部大肠反射区 ❷耳部直肠反射区 ❸耳部皮质下反射区

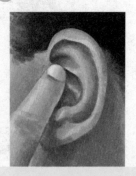

❶ 食指按压耳部大肠反射区1～3分钟，以局部发热为宜。按压此反射区能增强肠蠕动，恢复肠动力，促进排便。加按小肠、直肠、三焦反射区可增强按摩效果。

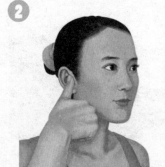

❷ 拇指指端点按耳部直肠反射区2～3分钟，以感觉酸胀为宜。按揉直肠反射区对痢疾、便秘、肠炎等疾患均有一定的治疗作用。

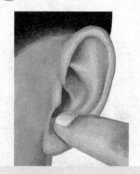

❸ 食指指腹按揉耳部皮质下反射区2～3分钟，以感觉酸胀为宜。按揉皮质下反射区可调节大脑皮质的兴奋和抑制，对精神因素所致便秘有改善作用。

躯干部按摩 ●按摩重点 ❶ 中极穴 ❷ 腹部 ❸ 天枢穴 ❹ 腹结穴

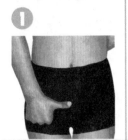

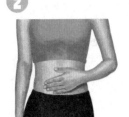

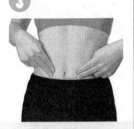

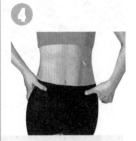

❶ 拇指点揉中极穴50次，力量不宜过大，但是要紧贴皮肤。此法调整肠胃机能，改善便秘有良好效果。

❷ 用掌摩法顺时针方向摩揉全腹3~5分钟，以腹内有热感为宜。此法可令肠道跟随手掌在腹腔中震动，达到促进肠道蠕动，便于排便的目的。

❸ 双手食、中指按揉左右天枢穴各50次。天枢穴具有疏调肠腑、理气行滞的功效，适当加以按摩能调整肠腑功能，帮助治疗便秘。

❹ 两手拇指按揉腹结穴3~5分钟。按摩此穴有调气理肠、补肾虚、益元气的功效，能缓解腹痛、食欲不振等便秘症状。

四肢部按摩 ●按摩重点 ❶ 支沟穴 ❷ 曲池穴、尺泽穴 ❸ 合谷穴 ❹ 三阴交穴

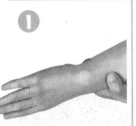

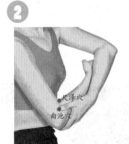

尺泽穴
曲池穴

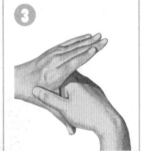

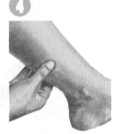

❶ 拇指指腹按压支沟穴50次。支沟穴是治疗便秘的特效穴位，按摩此穴，可通调腑气，增强机体的排毒功能，缓解便秘症状。

❷ 拇指轻揉曲池、尺泽穴各1~3分钟。曲池穴是调节肠胃功能的要穴，与尺泽穴相配使用，能有效促进便秘患者大便的排出。

❸ 拇指指腹按揉合谷穴1~3分钟。合谷穴是全身四大保健穴之一，也是清热止痛的良穴，可以有效缓解便秘症状。

❹ 拇指揉按三阴交穴1~3分钟，以感觉酸胀为宜。三阴交穴是滋阴润燥的要穴，对老年人的便秘有一定疗效。

 1.养成定时排便习惯。
2.多喝开水，平时应多食蔬菜、水果，忌食辛辣刺激性食品。

神经衰弱

SELF MASSAGE

⊙ 神经衰弱是一种精神障碍性疾病，是当代社会的多发病，白领的常见病。多由持久工作、学习负担过重、睡眠不足、负性情绪、事业挫折、人际关系紧张引起的精神压力所致。它不仅会影响患者的学习、工作、生活，甚至还可能会影响家庭和睦，严重的还会导致身体出现重大疾病，堪称当代社会威胁人们身心健康的"隐形杀手"。

 主要症状

该病症状可分为两大类：一是身体症状，包括头痛、头晕、耳鸣、乏力、心慌、气短、多汗、失眠、多梦、易惊醒等；二是精神症状，包括记忆力减退、注意力不集中、思维迟钝、情绪不稳定、易激动、精神萎靡、性功能减退等。

 按摩原理

中医认为，劳心过度导致气机阻塞、脾胃运化无力，以致气血不足，无法安神养心是造成神经衰弱的主要原因。按摩疗法可养血安神、补益心脾、开窍醒脑，双向调节大脑兴奋的抑郁精神，改善人体微循环，从而迅速消除疲劳、恢复精神，缓解神经衰弱症状。

头部按摩　●按摩重点　❶ 太阳穴　❷ 百会穴　❸ 耳部心反射区

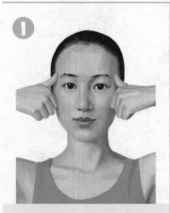

❶ 双手拇指点按太阳穴50次，以感觉微胀为宜。适度按压太阳穴可以给大脑以良性刺激，能够解除疲劳、振奋精神、止痛醒脑、保持注意力的集中，消除由神经衰弱引起的头痛、头晕、情绪不稳定等症状。

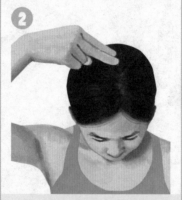

❷ 食、中指用力按压百会穴50次。按摩此穴能够促进脑部血液循环，镇痛安神，缓解由神经衰弱引起的头痛、头晕症状，消除精神疲乏。

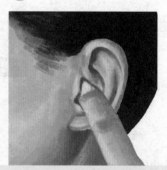

❸ 食指指端按揉耳部心反射区2~3分钟。中医认为心主藏神，精神、意识、思维活动都以心为主宰。耳部的心反射区是调理各种精神疾病的特效穴位，对神经衰弱有一定的治疗作用。

躯干部按摩

●按摩重点 ❶ 气海穴 ❷ 关元穴 ❸ 心俞穴

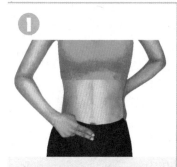
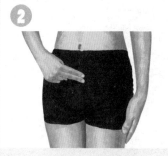
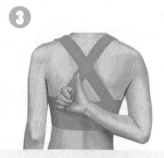

食、中指点压气海穴50次。气海穴具有安定精神的功效。适当加以刺激，能够调节中枢脑中枢神经系统，使神经中枢的兴奋和抑制过程恢复正常，改善失眠、多梦、乏力等神经衰弱症状。

食、中指点揉关元穴1~3分钟。关元穴具有培补元气、导赤通淋的作用，对主要症状为遗精、阳痿的神经衰弱患者而言，最宜经常按揉。

拇指点按心俞穴50次，以有压痛感为佳。按摩此穴，可养心安神，有效促进心脏的血液循环，调节心率，缓解精神紧张，消除由神经衰弱引起的情绪异常波动以及血管收缩功能紊乱等症状。

四肢部按摩

●按摩重点 ❶ 神门穴 ❷ 三阴交穴 ❸ 涌泉穴

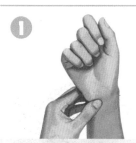
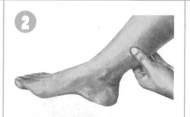
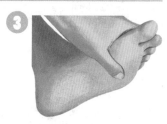

两手交替指按神门穴50次。神门穴是手少阴心经上的重要穴位之一，常被用来调理各种心脏和精神类疾病。按摩此穴，能够松弛过度紧张焦虑的中枢神经，缓解神经衰弱症状。

拇指按揉三阴交穴1~3分钟。按摩此穴，具有调和气血、增强体质、补肾健脾、镇静安神的作用，对于心慌、气短、多汗、失眠、多梦、易惊醒等神经衰弱症状有明显疗效。

拇指按揉涌泉穴1~3分钟，以足心发热为宜。经常按摩此穴，除了可增强体质外，还有助于平复过度紧张的神经，对神经衰弱有辅助治疗作用。

 专家忠告 神经衰弱患者每天散步2~3千米，有助于调整大脑皮质的兴奋和抑制过程，减轻血管活动失调的症状，如头痛、两太阳穴跳痛等。体力较好者还可参加短距离的拉练或旅行参观，有助于转移注意力，改善情绪，锻炼体力。

外科疾病

颈椎病
SELF MASSAGE

⊙ 颈椎病主要由颈椎长期劳损、骨质增生或椎间盘脱出、韧带增厚，致使颈椎脊髓、神经根或椎动脉受压所致。该病本是老年人的常见病，但随着人们生活节奏的加快、工作和学习压力的加大，其发病趋势越来越年轻化。严重的颈椎病还可造成患者血压不稳、胃肠功能紊乱甚至瘫痪。

主要症状

主要症状为：颈背部僵硬、酸胀、疼痛，头部转动受限，伴有上肢乏力、手指发麻、头晕、恶心、视物模糊等症状。病情严重者可出现大小便失禁、瘫痪等症状。

按摩原理

颈椎病属中医"痹证"范畴，多由外伤劳损、外感风寒湿邪，导致体内气血运行不畅、气滞血瘀所引起。按摩疗法在吸收中西医理论的基础上，总结出一套行之有效的颈椎病调理方法。通过按摩相关穴位和反射区，能活血散瘀、舒筋通络、缓解肌肉疼痛，防止颈椎退行性改变，缓解颈椎病。

头部按摩 ● 按摩重点 ① 颈部 ② 后脑 ③ 风池穴

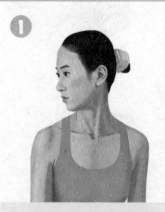

❶ 取坐位或站位，身躯正直，左右转动颈部40次，前俯后仰40次，动作要依疼痛轻重而缓慢施行。此法可缓解肌肉紧张，放松身体。

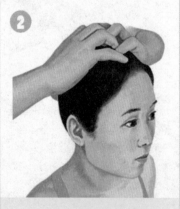

❷ 十指环屈成耙形，从发际往后梳至枕骨下，然后十指并拢横抹到颈椎处，再用掌心从颈椎处往两侧揉摩直达下巴，来回5次。此法可以改善头颈部血液循环，缓解颈部僵硬、头部疼痛等症状。

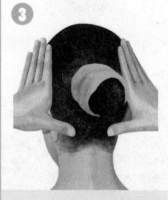

❸ 两手拇指指腹分别按压左右风池穴上，余四指并拢搂抱于头两侧，两拇指同时用力先向外揉摩旋转36次，再向内揉摩旋转36次。此法可明显改善颈椎病患者颈部、脑部的血、氧供应。

躯干部按摩 ●按摩重点 ❶ 极泉穴 ❷ 大椎穴 ❸ 天宗穴 ❹ 颈部

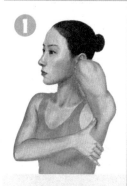 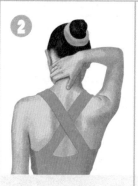 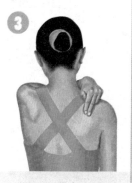 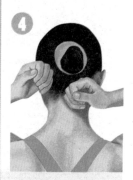

拇指按压极泉穴1~3分钟，以同侧手指感到麻木为宜。按摩此穴能通经活络、宁心安神，缓解因颈椎病引起的上肢乏力、手指发麻。

拇指揉按背部大椎穴1~3分钟，力度稍重。大椎穴是调整全身机能的要穴，主宰着全身阳气，按摩此穴可有效改善肩背疼痛、颈部肌肉僵硬等颈椎病症状。

食、中指按揉天宗穴1~3分钟，以肩胛部感觉酸胀为宜。天宗穴是缓解肩背部疼痛的主要穴位，刺激该穴可使颈背部血液流动顺畅，消除背部僵硬、疼痛。

轻轻叩击颈部1分钟。此法能松懈关节，缓解颈背疼痛，促进颈椎病患者康复。

四肢部按摩 ●按摩重点 ❶ 上肢肌肉 ❷ 内关穴 ❸ 后溪穴 ❹ 足部颈椎反射区

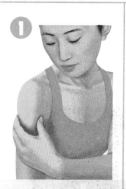 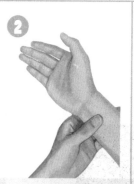 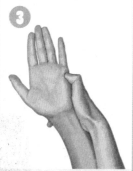 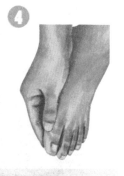

有上肢部麻木、疼痛者，用拿法捏拿上肢部肌肉，自肩部开始至腕部止，反复操作3~5遍。

拇指指端点按内关穴50次，左右手交替进行，以局部有压痛为宜。按摩此穴有益气行血、化瘀通络的作用，对于由颈椎病引起的胸闷不适、恶心、呕吐效果显著。

拇指指尖掐后溪穴1~3分钟。中医认为颈项僵直、疼痛是小肠经经气循行不畅所致，后溪穴是小肠经要穴，加以刺激可疏通经络，加速颈肩部血液流动，缓解颈肩不适。

拇指推足部颈椎反射区3~5分钟，力道均匀，速度缓慢。按摩此反射区可以消除颈部肌肉酸痛，促进颈部血液循环，调理颈椎病。

坐骨神经痛
SELF MASSAGE

⊙ 坐骨神经痛是指沿坐骨神经通路及其分布区内的疼痛，严重影响人们的日常生活、工作和学习。坐骨神经痛多见于中年男子，以单侧较多。其病因复杂，可由人体组织器官的病变导致，也可由其他原因导致。最常见的坐骨神经痛病因是人体长期保持不良姿势。因此，除了在办公室里工作的"坐班族"之外，一些看书姿势不正确的青少年也开始出现此症。

🔍 **主要症状**

疼痛先从臀部开始，向大腿的外侧后面，小腿的外侧后面，以及外踝、足背等一部或者全部放射。疼痛可为间歇性，也可为持续性，在走路、运动、咳嗽以及用力大便的时候会加剧疼痛，症状在夜间比白天严重。

➕ **按摩原理**

坐骨神经穿过骨盆的时候，从一组肌肉中穿过，由于肌肉组织的水肿、炎症等对神经形成压迫，因此才会出现坐骨神经痛的现象。此症在中医里属"筋痹"的范围。中医认为，肝肾阴虚、气血不足为内在病因，风邪侵袭为外在病因。肝肾不足、经络闭阻便会发而为痛。按摩相关穴位和反射区可养护肝肾、利湿壮筋、通经活络、活血化瘀，解除神经根的压迫，缓解疼痛。

躯干部按摩　●按摩重点　① 夹脊穴　② 肾俞穴　③ 环跳穴

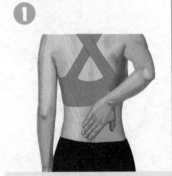

① 单手掌由上向下推腰部夹脊穴50次，以皮肤发热为宜。此法可直达病所，促进腰部炎肿的吸收，减轻或消除神经根的压迫，缓解坐骨神经痛。

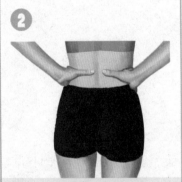

② 双拇指按揉肾俞穴50次，以感觉压痛为宜。肾俞穴是肾的保健要穴，具有行气通经络的作用，对坐骨神经痛具有一定疗效。

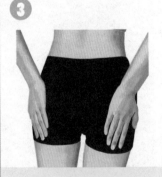

③ 掌揉环跳穴1分钟，以感觉局部皮肤发热为宜。环跳穴下为坐骨神经所在，按摩此穴可舒筋、活络、止痛。

四肢部按摩

●按摩重点　① 养老穴　② 申脉穴　③ 承筋穴　④ 阳陵泉穴　⑤ 委中穴　⑥ 足部腰椎反射区

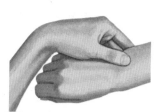

①　拇指指端按揉上肢部养老穴1～3分钟。刺激该穴，可起到疏导经气、舒筋活络的作用，对坐骨神经痛及其引发的腿脚麻木等症有一定的治疗及缓解作用。

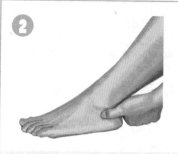

②　拇指按揉申脉穴2～3分钟。申脉穴是足太阳膀胱经上的重要穴位，按摩此穴有止痛功效，是改善腰腿酸痛、目赤肿痛、坐骨神经痛等症的常用穴位。

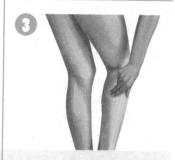

③　食指、中指点按承筋穴50次，以感觉酸胀为宜。经常按摩此穴，可以松解紧缩的肌肉，消除肌肉痉挛带来的痛苦，有效地缓解各种原因引起的腿部疲劳、坐骨神经痛等症状。

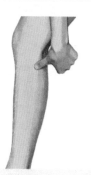

④　拇指拨阳陵泉穴50次。阳陵泉穴为足少阳胆经要穴，筋之会穴，其下为腓神经所在，腓神经是坐骨神经的分支。按摩此穴可增强肝胆功能，疏通局部气血而止痛。

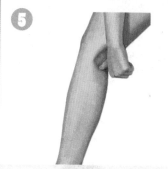

⑤　拇指点按委中穴50次。此穴分布在足太阳膀胱经的通路上，适当按摩此穴有舒筋止痛的功效，可疏通膀胱经，缓解坐骨神经下段的疼痛。

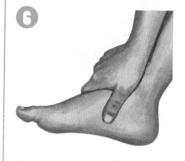

⑥　拇指指腹推足部腰椎反射区3～5分钟，以皮肤发热为佳。此法能促进腰部血液循环，通经活络，缓解疼痛。

专家忠告

1.坐骨神经痛的急性期，患者不能睡软床，否则病情会加重。

2.出现坐骨神经痛症状时，患者应去医院查明症状。如果此症由疾病导致，患者要积极配合病因治疗。

3.坐骨神经痛只要不在急性期，患者仍要适当进行体育锻炼，以增加肌肉力量，增强体质。运动出汗后要注意腰部保暖。

4.患者最好不要搬运重物或弯腰捡东西。

肩周炎
SELF MASSAGE

⊙ 肩周炎指肩关节周围的软组织和关节囊发生的慢性无菌性炎症，主要由肩关节周围的韧带、肌腱长期劳损，以及外伤导致的肩部软组织粘连和退行性改变所致。睡觉时所用枕头不合适或睡姿不正确给颈肩带来的长期压力也会促成病变。该病常见于50岁左右的中年人，故有"五十肩"之称。不过办公室工作者由于长期伏案，肩部肌肉、韧带处于紧张状态，因此50岁以下的人中也不少见。患者如果得不到有效治疗，肩关节的功能活动将受到严重影响，从而妨碍日常生活和工作、学习。

主要症状

临床主要症状为，肩关节疼痛和功能障碍、肌肉乏力，且大部分为单侧发病。初期患者可出现经常性肩部疼痛、活动不利、有僵硬感、局部畏寒等症，夜间病情加重。晚期患者常有肩峰突起，肩关节活动受限，不能梳头、脱衣等症状，重者肩部肌肉痉挛、萎缩。

按摩原理

肩周炎属于中医"痹证"的范畴。现代中医临床总结古人经验，认为其发病与体质虚弱、感受风邪以致肩部周围气血不足有关。一般来说，在肩周炎早期即疼痛期，不适合使用按摩法，以免加剧疼痛症状。在急性期过后可通过按摩特定穴位和反射区，改善局部血液循环，促进炎症消退，解除关节内、外粘连，恢复正常的关节活动功能。

躯干部按摩　●按摩重点　❶肩关节　❷肩井穴　❸臑会穴　❹天宗穴　❺肩贞穴　❻肩周

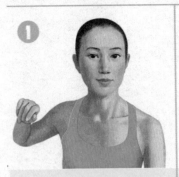

❶ 大幅度摇动肩关节，两侧交替进行，正反方向各为20次。此法是为了松解关节粘连、滑利关节，缓解肩周炎不适。

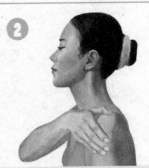

❷ 拇指点揉肩井穴1~3分钟，力度可稍大。肩井穴是佐治肩周炎的特效穴位。刺激该穴，具有祛风散寒、舒筋活络、解痉止痛的功效，能够促进体内瘀血排出，辅助治疗肩周炎。

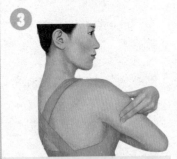

❸ 食、中指揉按臑会穴1~3分钟，以感觉酸胀为宜。揉按此穴可缓解手臂因疼痛而无法举高的症状，对三角肌及其上部位疼痛较有效。

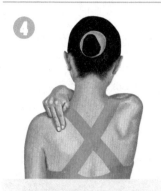

❹ 食、中指按揉天宗穴1~3分钟，以感觉压痛为宜。按摩此穴具有舒筋通络的作用，有助于颈、肩、背的血液流通，从而缓解肩周炎引发的疼痛、麻木等不良症状。

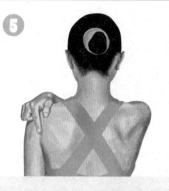

❺ 食指点按肩贞穴100次。小肠经又叫"肩脉"，主管肩膀所生之病。肩贞穴是小肠经要穴，历来为缓解肩周炎不适的常用穴位。

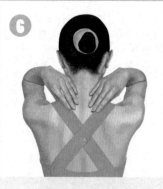

❻ 双手分别置于肩前后做画圈运动，再用扣法轻击肩周部位，反复做50次。此法能促进肩部周围血液循环，缓解肩部疼痛。

四肢部按摩

●按摩重点　❶ 太渊穴　❷ 后溪穴　❸ 手部肩关节反射区　❹ 足部肩关节反射区

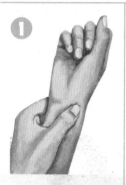

❶ 拇指点按太渊穴50次，以局部压痛为宜。适当按摩此穴，可减轻肩关节所受压力，缓解肩关节酸痛。

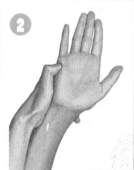

❷ 拇指指端按压后溪穴50次。适当按摩此穴，可起到解除痉挛、利气止痛之功，对肩周炎有一定疗效。

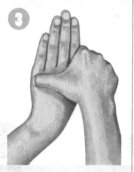

❸ 拇指点揉手部肩关节反射区3~5分钟，以皮肤发热为宜。此法可通经活血，缓解肩周炎。

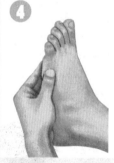

❹ 拇指点按足部肩关节反射区1~3分钟。此法对肩关节具有良性调整作用，能帮助治疗肩周炎。

专家忠告

1.患侧上肢尽量不要提举重物，同时要注意保暖。

2.患者平时可多做一些上肢提举或后旋的动作，做之前先按揉肩部，并且小角度摆动手臂，以使肩部肌肉松弛。

3.患者平时可将两手臂分别从前向后，或从后向前用力做绕脖子的动作，可有效锻炼肩关节。

骨质增生
SELF MASSAGE

⊙ 骨质增生是人体衰老的自然现象。据调查显示，45岁以上的中老年人患骨质增生的概率极高。此外一些长期伏案工作者、睡眠姿势不良者也是骨质增生的易患人群。目前无去除骨质增生的特效方法，仅能够缓解症状，恢复患者的正常工作、学习和生活。

 主要症状

颈椎骨质增生：颈项关节僵硬、疼痛，活动受限。疼痛从颈项向肩部和上肢扩展。

腰椎骨质增生：腰部酸痛、胀痛、僵硬，弯腰受限。

膝关节骨质增生：膝关节疼痛僵硬，气温降低、久坐起立时疼痛加重。

 按摩原理

中医认为，骨质增生症属中医的"痹证"范畴，亦称"骨痹"。该病与外伤、劳损、瘀血阻络、感受风寒湿邪、痰湿内阻、肝肾亏虚等有关。采用按摩疗法时，通过按摩相关穴位和反射区，调补肝肾、疏通经络、行气止痛而起到通畅气血、平衡阴阳的作用，防止软组织退化、消化骨刺，达到预防和缓解骨质增生的目的。

头部按摩　●按摩重点　❶头面部　❷前后颈　❸颈肌

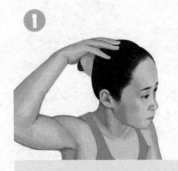

❶ 进行脸部按摩，用双手掌面分别搓脸的正面、侧面和耳后部各3~5分钟，然后将五指分开如梳头状自前往后梳10次。此法能促进头颈部血液循环，疏通气血，起到舒筋活络的作用，对颈椎骨质增生有一定疗效。

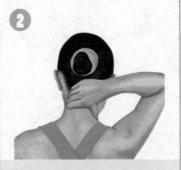

❷ 分别用左右手揉擦对侧前颈各10次，然后一手推擦后颈部至皮肤发热为止，再上下移动、抓拿后颈部。此法可以改善头颈部血液循环，缓解因骨质增生导致的颈部僵硬、疼痛，以及肩部疼痛等症状。

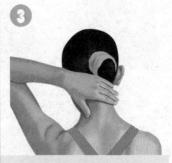

❸ 用双手轻捏两侧颈肌，用三指向正中线拨患侧颈肌3~5分钟，拨另侧颈肌1~3分钟。此法能活血通络，改善颈部血液循环状况，缓解颈部疼痛，适用于颈椎骨质增生。

躯干部按摩 ●按摩重点 ❶ 章门穴 ❷ 肩外俞穴 ❸ 肾俞穴

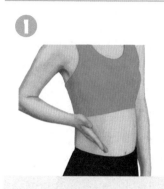 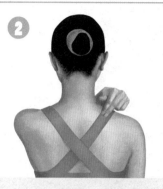 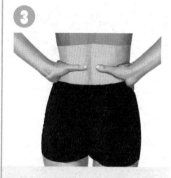

❶ 小鱼际擦章门穴50次，力度适中，然后用拳心轻轻推揉腰部肌肉20次，以局部有酸胀及微痛感为宜。此法可有效缓解因腰椎骨质增生引起的腰骶臀股部疼痛症状。	❷ 食、中指指端点揉肩外俞穴1~3分钟，力度以感觉压痛为宜。经常按摩此穴可舒筋活血，缓解肌肉痉挛疼痛，帮助治疗颈椎骨质增生。	❸ 双手拇指按揉肾俞穴1~3分钟。肾俞穴居腰处，具有疏通腰部经络、行气活血的作用，对腰椎骨质增生具有一定疗效。

四肢部按摩 ●按摩重点 ❶ 膝部 ❷ 委中穴 ❸ 血海穴 ❹ 足部颈椎反射区

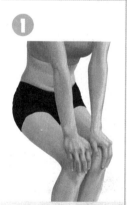 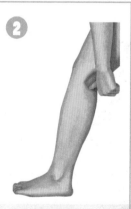 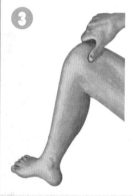 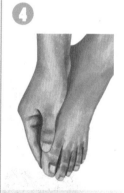

❶ 取站位，双下肢并拢，膝关节微屈，身向前倾，两手掌分别按在两膝上，膝部左右旋转40次；然后坐下，让两下肢悬空，提起左腿，如踢球状30次，左右轮换。	❷ 拇指指端按揉委中穴50次，以按压处感觉酸胀为宜。按摩此穴可增加关节内血液供应和润滑液的分泌，防止因摩擦造成的疼痛，对膝关节增生效果不错。	❸ 拇指指端按揉血海穴50次，以感觉酸胀为宜，每天3次。按摩此穴有舒筋活络的作用，可消除膝关节增生引起的疼痛。	❹ 推按足部颈椎反射区3~5分钟，以皮肤发热为宜。此法可活血通络、疏经散寒、强心益智，提高中老年人的免疫功能。

慢性腰肌劳损

SELF MASSAGE

⊙ 慢性腰肌劳损又称"功能性腰痛"或"慢性腰背肌膜炎"，指腰部肌肉过度疲劳或习惯性姿势不良以致腰骶部肌肉、筋膜、韧带等软组织慢性损伤导致局部无菌性炎症，引起腰骶部疼痛的一种疾病。该病是慢性腰腿痛中常见的疾病之一，多与职业和工作环境联系紧密，常见于体力劳动者或以固定姿势工作者。慢性腰肌劳损病情不重但迁延日久，患者日常生活可受影响。

 主要症状

主要症状为患者在腰骶部一侧或两侧出现弥漫性疼痛，部分患者压痛范围广或没有固定痛点。腰肌劳损形成的腰部酸痛往往在劳累时加剧，休息后减轻，而且还与天气变化有关。

 按摩原理

中医认为，腰为肾之府，腰肌劳损多由肾脏虚损或肾气虚弱以致肾精不足无法充养筋骨所致。血不养筋，筋脉不畅，便会导致腰部肌肉痉挛疼痛，因此患部多为瘀血滞留于经络处。按摩特定的穴位和反射区，可补益肝肾、疏利筋骨、通络止痛，消除腰部肌肉疲劳，缓解肌肉痉挛，有效调理该病。

躯干部按摩 ●按摩重点 ①脐部 ②腰腹部 ③腰骶部 ④腰肌 ⑤夹脊穴 ⑥腰俞穴

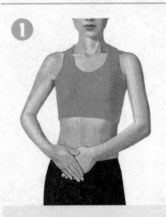

❶ 一手掌心放在肚脐上，将另一手掌面重叠在掌背上，适当用力沿肚脐四周做环形按摩3~5分钟，以腹部透热为宜。此法可加快局部炎性产物的排泄，缓解疼痛，对慢性腰肌劳损效果不错。

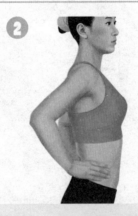

❷ 双手叉腰，将拇指分别放在腰椎两侧，其余四指附着于腰部外侧，然后适当用力从腰部向腹部横行按摩30~50次，可促进腰部血液循环，使受损神经支配的肌肉肌力恢复正常，适用于腰肌劳损。

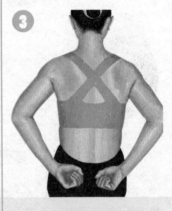

❸ 双手握拳，将拳头的掌指关节分别放在腰椎两侧，适当用力从腰部往骶部揉按30~50次，以局部发热为宜，能缓解腰部肌肉紧张状态。

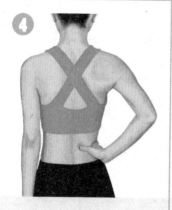

拇指弹拨腰部肌肉3～5分钟。此法能够有效放松腰部肌肉，对缓解因慢性腰肌劳损导致的腰部疼痛具有一定的效果。

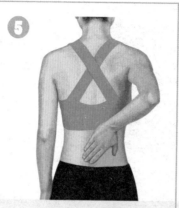

单手掌由上向下推腰部夹脊穴50次，以感觉皮肤发热为宜。此法可调节督脉和膀胱经的经气，增加局部血液循环，加快局部炎性产物的排泄，帮助治疗慢性腰肌劳损。

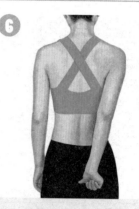

拇指揉按腰俞穴3～5分钟。腰俞穴在骶部，当后正中线上。按揉腰俞穴可对腰部产生良性刺激、加速下肢部气血循环，有效治疗腰脊强痛。

四肢部按摩 ●按摩重点 ❶后溪穴 ❷手部腰椎反射区 ❸足部腰椎反射区

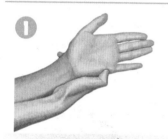

拇指按压后溪穴50次，以感觉酸胀为宜。后溪穴是奇经八脉的交会穴，经常按摩此穴，对长期伏案或在电脑前学习和工作的人有预防和调理颈椎、腰椎疾病的显著效果。

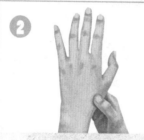

用拇指推法向心方向推手部腰椎反射区3～5分钟，以皮肤发热为宜。推按此反射区可疏利筋骨、通络止痛，并能增强机体免疫功能，对慢性腰肌劳损有良好的调节作用。

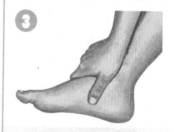

拇指推按足部腰椎反射区3～5分钟，力度稍重。此法可疏通腰背部的气血，加强血液循环，缓解腰背部的疼痛。

 专家忠告

1.患者不宜睡在潮湿、寒冷的地方，应在出汗、雨淋之后及时更换湿衣，以预防腰肌劳损。
2.患者在参与剧烈的体育运动之前，应做足准备活动，以免引发或者加重病情。
3.患者应避免过度劳累。腰是人体运动的中心，过度劳累必然会造成腰部损伤而使人出现腰痛的症状，因而在各项工作和运动中要注意劳逸结合。
4.患者宜睡硬板床。过软的床垫不能保持脊柱的正常生理曲度。

腰椎间盘突出症
SELF MASSAGE

⊙ 腰椎间盘突出，指椎间盘因劳损变性、纤维环破裂或髓核脱出等压迫坐骨神经或马尾神经，使神经产生粘连、水肿变性而导致的一系列症状。该病多发于20至40岁的青壮年，以劳动强度较大的产业工人、长期伏案的工作人员、司机以及长期负重者、长期站立者等多见。近年来，腰椎间盘突出症的患者人数越来越多，发病率高达15%。

🔍 主要症状

患者90%以上都有腰痛症状。疼痛主要分布于下腰部及腰骶部，也可放射至下肢。患者下肢感觉和运动功能减弱，严重时还可能会出现肌肉萎缩甚至瘫痪的现象。此外，少数患者也可兼有会阴部麻木刺痛，排尿无力、小便失禁等症状。

➕ 按摩原理

腰椎间盘突出属中医"腰痛""腰腿痛"的范畴。中医认为，腰为肾之府、肾主骨生髓，因此本病病位在腰脊、病根在肾。先天体质虚弱、后天失养以及劳损都可使肾精亏损，导致骨髓筋脉失养、瘀滞，不通则痛。按摩疗法可活血化瘀、舒筋通络，使人体"通则不痛"。

头部按摩　●按摩重点　❶百会穴　❷耳部肝反射区　❸耳部臀反射区

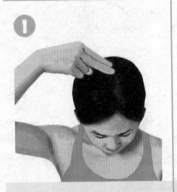

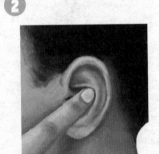

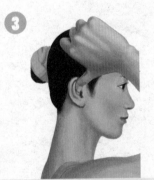

❶ 食、中指按揉百会穴1～3分钟，力度柔和，以感觉酸胀为宜。百会穴是各经脉气会聚之所，因此能够通达周身经络穴位，调节机体平衡，加速气血运行，通络止痛。

❷ 食指按揉耳部肝反射区3～5分钟，此法可良性调节肝肾功能，通经活络，对调理腰椎间盘突出症，以及缓解由其引起的腰部疼痛有一定效果。

❸ 按揉耳部臀反射区1～3分钟。按揉臀反射区可改善髋关节、骶髂关节痛和臀部肌肉萎缩等症，对腰椎间盘突出症有辅助治疗作用。

躯干部按摩 ●按摩重点 ❶ 腰背肌 ❷ 肾俞穴 ❸ 承扶穴

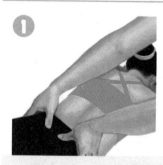

❶ 按摩者采用推法，用双手沿脊柱两侧自背部开始按揉至臀部5~10遍，以调畅气血、疏通经络，使腰背肌肉得以调整。

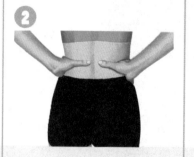

❷ 双手拇指按揉肾俞穴50次，力度以微感胀痛为宜。此法具有疏通经络、行气活血的作用，对腰椎疼痛具有一定疗效。

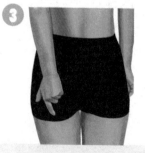

❸ 食指点按承扶穴50次，以感觉酸胀为宜。刺激承扶穴，可调节脏腑功能、疏通经络，促进下身血液循环。

四肢部按摩 ●按摩重点 ❶ 手部腰椎反射区 ❷ 小腿部 ❸ 委中穴 ❹ 承山穴

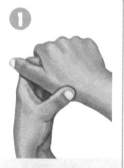

❶ 拇指由指端向腕关节方向推揉手部腰椎反射区3~5分钟，力度适中，按摩此反射区有舒筋活络、行气止血的作用，适用于腰椎间盘突出症。

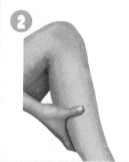

❷ 由疼痛点沿神经路线重点按揉至小腿1分钟，以改善疼痛区血液循环，恢复麻木的神经组织，缓解疼痛。

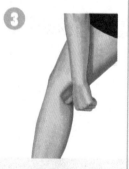

❸ 拇指指端点按委中穴50次。按摩此穴可以疏通腰背部的气血，缓解腰背部的疼痛，辅助治疗腰椎间盘突出。

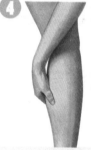

❹ 拇指点按承山穴50次。承山穴是膀胱经要穴，适当加以按摩可振奋膀胱经经气，将体内湿气排出，改善因体内湿邪太重导致的腰椎间盘突出症。

专家忠告　辨明病症，中央型腰椎间盘突出症患者，不适于做按摩治疗。急性期宜卧硬板床休息，并固定腰部。急性期先用柔和手法在腰部大范围操作，先健康一侧后患侧，先周围后痛点；炎症缓解期用快捷的复位手法；恢复期适当增加被动活动关节的手法。

膝关节炎
SELF MASSAGE

⊙膝关节炎又叫"膝骨性关节炎""增生性关节炎""肥大性关节炎""老年性关节炎"等，指膝关节软骨退行性改变以致软骨丢失、破坏的一种疾病，它常伴有软骨深层及关节周围的骨质增生。该病与年龄、职业、创伤、肥胖、冷湿环境有密切关系，多见于中老年人，特别是50～60岁的老年人，且女性多于男性。因为女性45岁以后雌激素水平下降，关节软骨因代谢减弱易出现退行性改变，且需长时间站立的职业如售货员等多为女性，而女性绝经后又容易发胖，故而，中老年、女性患者较多。

主要症状

主要症状为，膝关节肿大、疼痛、活动受限，X线拍片显示膝关节骨质增生或出现骨刺；天气变化或长久站立、上下楼梯时膝关节疼痛明显；关节活动时可有弹响摩擦音。部分患者可出现关节肿胀，股四头肌萎缩，膝关节周围有压痛，活动髌骨时关节有疼痛感等症状。

✚ 按摩原理

膝关节炎属于中医"痹症""骨痹""膝痹"范畴，可由慢性劳损、受寒或轻微外伤所致；也可由年老体弱、肝肾亏损、气血不足使筋骨失养，日久导致关节发生退变及骨质增生所致。按摩特定的穴位和反射区，可舒筋活血、调节肝肾功能，缓解膝关节软骨及周围组织炎症，预防膝关节退行性改变，有效改善膝关节炎。

四肢部按摩

●按摩重点 ① 小腿肚 ② 股四头肌 ③ 膝周 ④ 风市穴 ⑤ 膝关节 ⑥ 梁丘穴 ⑦ 血海穴 ⑧ 委中穴 ⑨ 膝眼穴 ⑩ 三阴交穴 ⑪ 阳陵泉穴

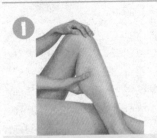

❶ 用手掌轻揉地拿揉小腿肚，每侧各3分钟，以小腿肚微微发热为佳。此法的作用是松解患者小腿痉挛的肌肉，增加小腿后侧肌群的血液供应。

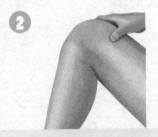

❷ 以拇指和其余四指相对拿捏股四头肌（即膝盖上丰厚的肌肉）3~5分钟。此法可有效增加股四头肌内的血液供应，对于膝关节骨性关节炎患者出现的股四头肌萎缩、膝关节不能伸直等症状有一定疗效。

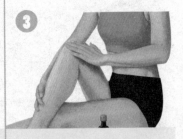

❸ 在膝盖周围涂擦少量红花油或扶他林，然后用一只手快速在膝盖周围的皮肤上来回擦动，以关节周围产生热感为佳。此法能够有效增加膝盖部血液供应，改善因供血不良而出现的麻木、僵硬感。

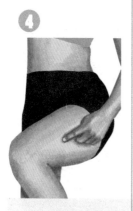

4 食指按揉风市穴3~5分钟,以有胀痛感为佳。按摩此穴有舒筋、活络、止痛的作用,可缓解膝关节炎引起的下肢痿痹等症状。

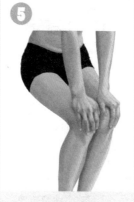

5 取站位,双下肢并拢,膝关节微屈,身向前倾,两手掌分别按在两膝上,膝部左右旋转40次;然后坐下,让两下肢悬空,提起左腿,如踢球状30次,左右轮换。此法主要是活动关节内部各组织,促进关节内润滑液的分泌。

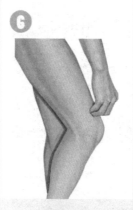

6 五指指端叩击梁丘穴50次,以感觉压痛为佳。按摩此穴可有效增加股四头肌的血液供应,配合股四头肌锻炼可以防止肌肉萎缩,尤其对改善膝关节骨性关节炎的抬腿无力、屈伸困难等症状效果显著。

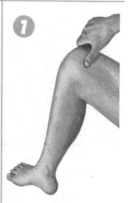

7 拇指按揉血海穴3~5分钟,以感觉酸胀为宜,每天3次。按摩此穴有舒筋活络的作用,可缓解膝关节疼痛。

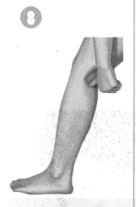

8 拇指按揉委中穴3~5分钟。刺激此穴可增加膝关节内的血液供应和润滑液的分泌,对缓解因关节摩擦造成的膝部疼痛有一定效果,对膝关节炎有辅助治疗作用。

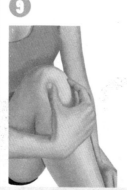

9 拇指和食指按揉内外膝眼穴3~5分钟,力度适中。按摩此穴除了对缓解膝部疼痛,治疗膝关节炎效果显著外,对治疗下肢痿软无力、膝关节软组织扭挫伤等也有一定作用。

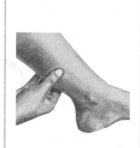

10 拇指揉按三阴交穴3~5分钟,以局部感觉酸胀为佳。此穴是人体下肢要穴,适当加以刺激具有补益肝肾、疏通下肢经气的作用,对消除膝关节肿大、疼痛有一定效果。

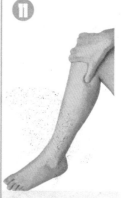

11 拇指推揉阳陵泉穴3~5分钟,以按压处胀痛为宜。刺激此穴可以疏通下肢经络,改善因膝关节炎引起的小腿无力、疼痛等异常感觉。

类风湿性关节炎
SELF MASSAGE

⊙ 类风湿性关节炎，指以关节病变为主的慢性全身性自身免疫疾病。该病病程起伏，发病原因现今尚未完全了解。类风湿性关节炎可导致人体关节内软骨和骨的损伤，关节功能障碍，甚至还可能使人残废。该病多见于20～45岁的青壮年，以女性患者居多。据统计，我国类风湿性关节炎的患者约有360万人。该病是造成我国人群丧失劳动力和致残的主要原因之一。

主要症状

该病早期，患者手指及足趾等小关节，呈现游走性的疼痛和功能障碍，且同时可有疲倦乏力、体重减轻、胃纳不佳、低热和手足麻木刺痛等症状；晚期，患者可出现关节僵硬、畸形、功能丧失等症状，少数患者可出现晨起时关节僵硬、肌肉酸痛、关节肿大日渐疼痛等现象，病情严重者甚至还会失去行动能力。

按摩原理

中医认为，类风湿性关节炎的发生多由外感风、寒、湿邪，或嗜食肥甘厚味生冷，导致湿浊内生、浸淫筋脉所致。也可由体质虚弱、气血不足，以致筋脉骨髓失养所致。按摩特定的穴位和反射区可扶正祛邪、活血通络，调整机体的免疫功能，改善局部血液循环，缓解关节疼痛，松解关节粘连，缓解该病。

头部按摩　●按摩重点　❶下关穴 ❷枕骨 ❸耳部肾反射区

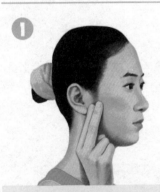

❶ 食、中指按压下关穴50次，力度以感觉胀痛为宜。按摩此穴，具有泄热、通络、镇痛的作用，对缓解因类风湿性关节炎造成的关节疼痛具有一定功效。

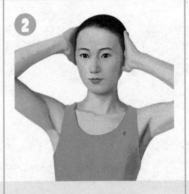

❷ 两手掌紧紧按住两侧耳孔，两手中指轻叩后头枕骨30秒。此法动作幅度虽小，但是对维持和恢复类风湿性关节炎患者的关节屈伸功能有一定效果。

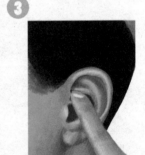

❸ 食指指腹按揉耳部肾反射区3～5分钟，以局部发热为宜。此法可对肾脏功能进行良性调节。经常按揉此处对提高机体免疫力等都具有很好效果。

躯干部按摩 ●按摩重点 ① 中脘穴 ② 大椎穴 ③ 命门穴

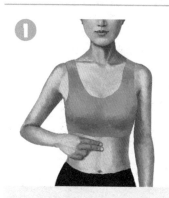

❶ 食、中指按揉中脘穴3~5分钟，以局部发热为宜。按摩此穴，能有效调节脾胃功能，促进血液循环，缓解因类风湿性关节炎引起的肢体麻木、胃纳不佳等症状。

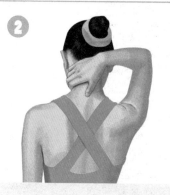

❷ 拇指点按大椎穴50次。适当刺激大椎穴可激发人体的抵抗力和免疫力，帮助治疗类风湿性关节炎。

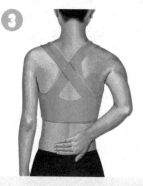

❸ 掌擦命门穴3~5分钟，至腰部皮肤温热为佳。命门穴是督脉要穴，经常点按可培元补肾、通利腰脊，对预防类风湿性关节炎效果显著。

四肢部按摩 ●按摩重点 ① 太渊穴 ② 风市穴 ③ 太溪穴 ④ 涌泉穴

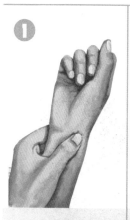

❶ 拇指揉按太渊穴3~5分钟，以感觉酸胀为宜。按摩此穴，可以缓解手部疲劳和类风湿性关节炎导致的指关节疼痛。

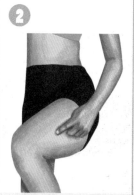

❷ 侧卧位，食指按揉风市穴3~5分钟。按摩此穴，可以疏通肝胆气血，调动人体气血循环，提高机体免疫力，达到强身健体预防该病的目的。

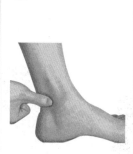

❸ 拇指按揉太溪穴3~5分钟。太溪穴是滋养肾阴的要穴，经常按揉此穴，具有固肾强腰膝的效果，可增强人体免疫力，预防类风湿性关节炎。

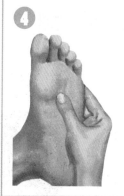

❹ 用拇指按压足部涌泉穴50次，以足心发热为宜。此法可以促进足部血液循环，缓解因类风湿性关节炎导致的下肢疼痛。

痔疮

SELF MASSAGE

⊙ 人体直肠末端黏膜下和肛管皮肤下静脉丛发生扩张和屈曲，形成柔软静脉团的一种疾病即为痔疮。该病与人们久坐、久立、劳累、便秘、饮酒、嗜好辛辣饮食等因素有关，是一种常见病、多发病，民间有"十人九痔"的说法。据临床观察以及统计结果发现，不同职业者的患病率有显著差异，司机、售货员、教师等人的患病率明显较高。痔疮不仅会给患者的日常生活带来很大痛苦，严重时患者还会因便血过多导致人体铁元素过量流失，形成缺铁性贫血。

🔍 主要症状

外痔主要症状为肛门缘皮肤隆起扩大、坠胀疼痛，伴有异物感，不易出血；内痔主要症状为间歇性大便出血和肛门肿物脱出，脱出物出现炎性反应时患者可有疼痛感。混合痔则兼有外痔和内痔的症状。

✚ 按摩原理

中医认为，痔疮是由脏腑虚弱，"气血浸入大肠，致道无出路，结积成块"所致，即所谓的"血瘀"。按摩特定的穴位和反射区，可清热凉血、利湿解毒、益气活血，促进肠道蠕动和肛门周围血液循环，缓解静脉曲张，从而达到减轻疼痛、预防痔核脱垂、消除痔核炎症、减少痔核流血的目的。

头部按摩　●按摩重点　❶百会穴　❷耳部交感反射区　❸耳部直肠反射区

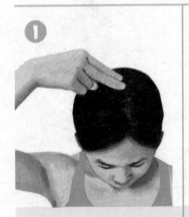

❶ 食指和中指按压头顶百会穴50次。百会穴是调节全身气血运行的主穴，按摩此穴可以畅通气血、调整消化机能，使排便顺畅。

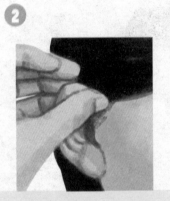

❷ 挤按耳部交感反射区1～3分钟，以感觉压痛为宜。按摩此反射区能够调节神经系统，缓解自主神经紧张，减轻排便时肛门的疼痛。

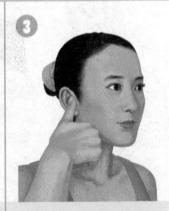

❸ 拇指点按耳部直肠反射区1～3分钟，以感觉酸胀为宜。按揉此反射区可改善痢疾、肠炎、脱肛、肛裂、痔疮、便秘等症。

躯干部按摩 ●按摩重点 ❶气海穴 ❷腰俞穴 ❸长强穴

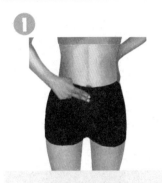

❶ 以气海穴为中心，食、中指顺时针按揉3～5分钟，以透热为宜。此法可刺激肠管蠕动，促进肠管的血液循环，慢慢消除静脉瘀血，缓解痔疮症状。

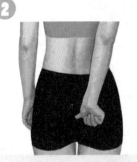

❷ 拇指揉按腰俞穴3～5分钟。按揉腰俞穴可对腰部产生良性刺激、加速下肢部气血循环、降低静脉瘀血的概率，预防痔疮。

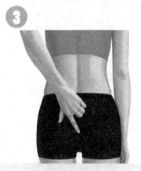

❸ 用食指按揉尾骨尖上的长强穴3～5分钟。此法可改善肛门血液循环，改善痔疮。

四肢部按摩 ●按摩重点 ❶孔最穴 ❷承筋穴 ❸足部肛门反射区

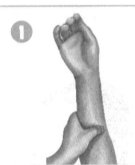

❶ 拇指点按孔最穴50次。孔最穴是改善痔疮的特效穴，适当加以按摩能调肺理气、清热止血，改善痔疮出血症状。

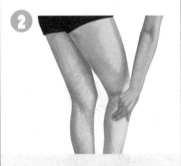

❷ 食、中指按揉承筋穴3～5分钟。承筋穴具有运水化湿的功能，经常按揉该穴，对便秘和痔疮等症状有一定疗效。

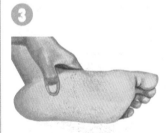

❸ 拇指推按足部肛门反射区3～5分钟，从足跟方向至足趾方向，力度渐渐加重。此法可提肛、助排便、缓解排便时的肛门疼痛。

专家忠告　饮食清淡、少喝酒、不要暴饮暴食是痔疮患者必须遵守的饮食原则，包括少食辛辣刺激食物，如辣椒、胡椒、生葱、生蒜等。因为这些食物会刺激直肠部位的血管，使其充血和扩张，造成排便时的刺痛和坠胀感，从而加剧或诱发痔疮。酒精会引起痔静脉充血、扩张以及痔核肿胀。暴饮暴食则会使腹腔压力增大，使痔静脉的血液回流受到影响，从而加重病情。

足跟痛

SELF MASSAGE

⊙ 足跟痛是由足跟的骨质、关节、滑囊、筋膜等处病变引起的足跟底部局限性疼痛，是一种常见病痛，多见于40～60岁中老年人。足跟痛的直接诱因是中老年人长期负重行走导致足部各组织挤压受损。经常自我按摩，可以预防和消除这种疼痛。足跟痛的主要症状为，患者单侧或双侧足跟、脚底部酸胀，或有针刺样疼痛，有的时候酸痛牵连小腿，病情严重者步履艰难。

 主要症状

足跟痛的主要症状为，患者单侧或双侧足跟、脚底部酸胀，或有针刺样疼痛，有的时候酸痛牵连小腿，病情严重者步履艰难。

 按摩原理

足跟痛属中医"骨痹"的范畴，中医认为其发病多与中老年肾亏劳损、外伤和感受寒湿有关。肾亏导致身体孱弱，外伤致使气血不行、经络不舒，加之寒湿入侵，由此致病。因此，在采用按摩疗法减轻足跟痛时，应以固本培元、祛风除湿、温经散寒、软坚消肿、活血镇痛为主。

头部按摩　●按摩重点　❶百会穴　❷风池穴　❸耳部跟反射区

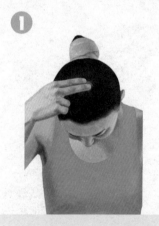

❶ 食指、中指指腹按揉百会穴1～2分钟，此法对预防肾阳虚衰型足底痛有较好效果。

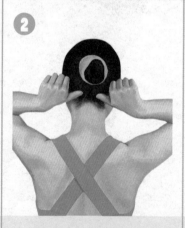

❷ 双手拇指分别按揉左右风池穴1～2分钟。根据"阳跷脉者，起于跟中，循外跟上行风池"以及"病在下者高取之"的理论，适当刺激风池穴可直达足跟，祛风利湿、行气活血、疏通经脉，有效缓解足跟痛。

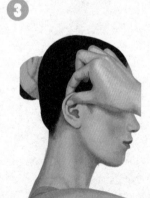

❸ 拇、食指捏耳部跟反射区1～2分钟，以感觉酸胀为宜。此法有行气通络、活血止痛的功效，可用于缓解跟骨骨刺，足跟肿胀、疼痛等症。

四肢部按摩 ●按摩重点 ①承山穴 ②涌泉穴 ③复溜穴 ④仆参穴 ⑤昆仑穴 ⑥金门穴

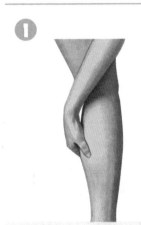

拇指揉承山穴3～5分钟，以感觉酸胀为宜。按摩此穴，不仅可以通过振奋膀胱经的阳气，将体内湿气排出，还可以促进腿部血液循环，缓解足跟部肿胀、麻木、疼痛等症状。

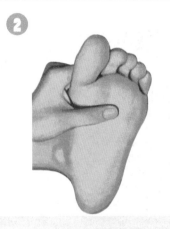

拇指大力点按涌泉穴3～5分钟，以足心发热为宜。按摩此穴，可改善局部毛细血管、毛细淋巴管的通透性，促进血液、淋巴液在体内的循环，调整人体的代谢过程，对于缓解足跟痛十分有效。

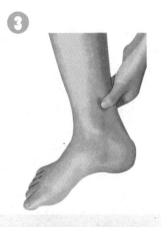

拇指推复溜穴50次。复溜穴是足少阴肾经上的重要穴位，按摩此穴具有滋阴补肾、疏经活血、消炎止痛、健脾除湿的功效，从而缓解足跟痛。

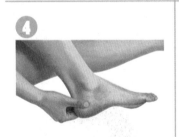

拇指按揉仆参穴1～2分钟。《灵光赋》中明确记载"后跟痛在仆参求。"

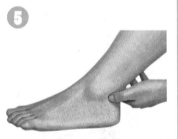

拇指指腹按揉昆仑穴1～3分钟，以感觉酸胀为宜。昆仑穴位于脚跟处，古文献中有记载"踝跟骨痛灸昆仑。"即此穴是缓解脚踝、脚跟部位疼痛的特效穴位。

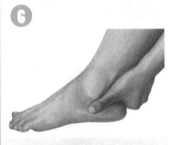

拇指按揉金门穴1～3分钟。金门穴靠近脚踝部位，适当加以按摩不但可缓解足跟痛，还对消除脚部疲劳有好处。

 专家忠告 鞋子是引起足跟疼痛的主要原因之一。脚部的骨骼、肌肉和韧带承受着人的整个体重，这就要求鞋子充分地支持足弓，使脚掌受力均匀，使韧带得到适当的放松。但是，有些鞋由于质量问题，鞋内的构造不能有效支撑足弓。身体重量集中于脚掌的某一部分，这样会加大韧带的压力，使韧带容易发炎，引发足跟痛。因此，要保护好足跟，首先要挑选质量合格的鞋。

五官科疾病

慢性咽喉炎
SELF MASSAGE

⊙ 慢性咽炎指咽部黏膜、黏膜下及其淋巴组织的慢性炎症。该病可导致某些不明原因的症状，如胃肠功能失调、长期低热、头痛、口臭等。慢性咽炎治愈后，这些症状可好转或痊愈。据调查显示，当今慢性咽炎已成为白领的首位职业病，而办公室里糟糕的空气正是"罪魁祸首"。

🔍 主要症状

患者咽部可有各种不适感觉，如异物感、干燥、灼热、微痛、发痒等，遇到天气变化时症状会加重。患者咽部分泌物增多、黏稠，常有清嗓动作。情况严重者还可能会有刺激性咳嗽及恶心、呕吐等症状。

➕ 按摩原理

本病属中医"虚火喉痹"或"阴虚喉痹"的范畴，多因肺胃气血亏虚，无法濡润咽喉，咽部气机不利，脉络瘀阻所致；也可因肺肾阴虚，热邪上灼，使得津液干涸，咽窍失于濡养所致。按摩特定的穴位和反射区，可促进体内气血运行，清肺热、利咽喉、活血化瘀，从而消除病因、缓解症状，促进病灶消退。

头部按摩　●按摩重点　❶廉泉穴　❷风池穴　❸天柱穴

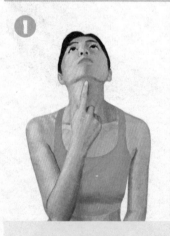

❶ 用食指按揉廉泉穴1～3分钟，力度适中。按摩此穴，有清热利咽的功效，可使咽部感觉舒适，呼吸顺畅。

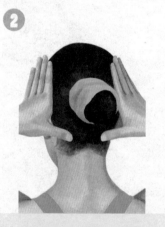

❷ 拇指点按风池穴1～3分钟，以感觉酸胀为佳。适当刺激风池穴，具有宣肺解表、宣通鼻窍的功效，可明显改善颈部、脑部的血液和氧气的供应，缓解咽喉不适。

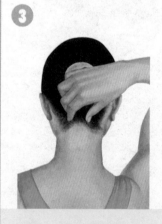

❸ 拇、食指捏天柱穴1～3分钟，以感觉胀痛为宜。天柱穴是治疗头部、颈部疾病的重要首选穴之一，按摩此穴具有清热的作用，对缓解咽喉不适有一定疗效。

躯干部按摩 ●按摩重点 ① 天突穴 ② 扁桃体部位 ③ 颈部夹脊穴

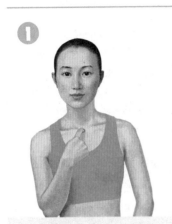

❶ 食指勾点天突穴50次，以感觉压痛为宜。天突穴与肺部关系密切，外通气窍，是气息出入的要塞。按摩此穴，可宣肺平喘、清音利痰，帮助治疗慢性咽喉炎。

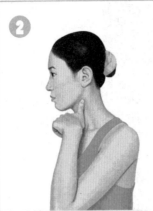

❷ 拇指轻轻点按扁桃体部位50次。此法可良性调节扁桃体功能，有效缓解咽喉不适症状。

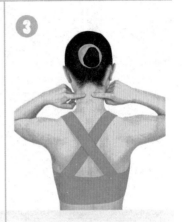

❸ 双手食指反手点按颈部夹脊穴50次左右。此法对咽喉肿痛、甲状腺肿大等症状均有一定疗效。

四肢部按摩 ●按摩重点 ① 列缺穴 ② 少商穴 ③ 鱼际穴 ④ 足部喉反射区

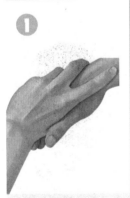

❶ 食指按揉列缺穴1~3分钟。按摩此穴，能宣肺祛风、疏经通络，缓解慢性咽喉炎导致的各种咽喉部不适症状。

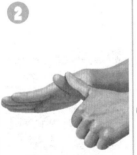

❷ 拇指指腹按揉少商穴1~3分钟。按摩此穴，能通经气、苏厥逆、清肺热、利咽喉，适用于由慢性咽喉炎引起的咽喉肿痛。

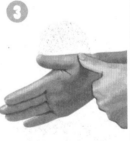

❸ 拇指指腹按揉鱼际穴1~3分钟。按摩此穴，能散风化痰、清肺利咽，缓解咳嗽、头痛、咽喉肿痛等慢性咽喉炎症状。

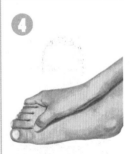

❹ 拇指按揉足部喉反射区3~5分钟，力度由小到大。此法具有调理气血、泻火清咽的作用，有助于慢性咽喉炎的治疗。

慢性鼻炎

SELF MASSAGE

⊙ 慢性鼻炎是指鼻腔黏膜和黏膜下组织发炎引起的一种呼吸道病症。长期呼吸不洁净的空气是引起慢性鼻炎的重要原因，而患感冒及贫血、糖尿病、风湿病、便秘等疾病的人，也会因为鼻腔血管长期瘀血扩张而引发慢性鼻炎。慢性鼻炎对人们的健康和生活危害甚大，成年人可因鼻炎引起头痛，反应迟钝等症，导致工作效率低下；青少年可因鼻炎引起鼻塞、头痛等症状，导致精神不集中，记忆力减退等，从而影响学习成绩。

 主要症状

患者可出现鼻塞、呼吸困难、流涕、面部有肿胀感，眼球后有受压感，可能伴有发热、头痛、头昏、闭塞性鼻音、耳鸣、听力减退和牙痛等症状。症状运动时减轻，睡眠和寒冷时加重。继发感染后可有脓涕，且易引发慢性咽炎、失眠、精神萎靡等症。

 按摩原理

中医认为，慢性鼻炎是由于肺气虚弱，外邪沿鼻腔侵入肺经，使得肺气不宣、鼻窍不利或鼻部气血阻滞、脾虚而致病。采用按摩疗法时，通过对局部和全身穴位及反射区的按摩可宣肺清热，改善鼻部血液循环，达到通利鼻窍，消除鼻黏膜炎症，提高机体免疫力的目的，有效调理慢性鼻炎。

头部按摩 ●按摩重点 ❶鼻通穴 ❷印堂穴、神庭穴 ❸迎香穴 ❹风池穴

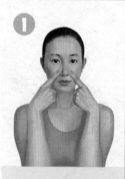

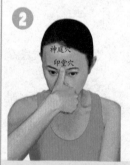

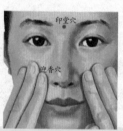

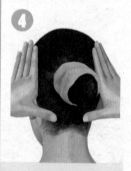

食指点按鼻通穴50次，以感觉酸胀为宜。按摩此穴，能改善呼吸系统功能，具有消除鼻黏膜炎症、通畅鼻道的功效。

拇指指腹用力从印堂穴抹至神庭穴，反复多次，以局部皮肤发热为宜。此法能改善局部血液循环，缓解鼻塞症状。

自印堂穴开始，沿鼻梁两侧推按到迎香穴，来回推按10次。此法可宣降肺气、通利鼻窍、对治疗慢性鼻炎有一定效果。

拇指揉按风池穴1~3分钟，以感觉酸胀为宜。适当刺激风池穴具有祛风散寒、宣肺解表、宣通鼻窍的功效，能有效缓解鼻炎引起的鼻塞症状。

躯干部按摩 ●按摩重点 ① 肩井穴 ② 肺俞穴 ③ 膏肓穴

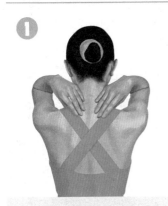

① 从颈部向两侧肩部做提拿动作；重点提揉肩井穴1~3分钟。此法能加快全身血液循环，疏通气血，缓解鼻塞。

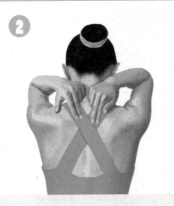

② 双手食、中指点按两侧肺俞穴100次。鼻炎与肺功能密切相关，而按摩肺俞穴可调养肺气，提高肺脏器官的功能，有利于增强身体对外部寒冷刺激的抵御能力，有效预防鼻炎。

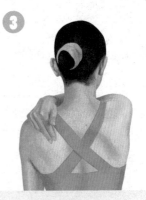

③ 食、中指揉按膏肓穴50次，力度适中。按揉此穴，具有提高心肺功能的作用，可缓解流涕、呼吸困难等慢性鼻炎症状。

四肢部按摩 ●按摩重点 ① 合谷穴 ② 手部肺反射区 ③ 中冲穴

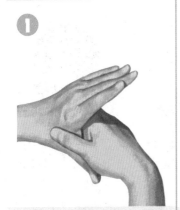

① 拇指掐按合谷穴50次，每天3次。合谷穴是人体养生要穴，与呼吸系统密切相关。按摩此穴，可以缓解鼻塞、呼吸困难等慢性鼻炎症状。

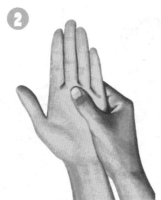

② 拇指指腹推揉手部肺反射区3~5分钟，以局部发热为佳，双手交替进行。此法可调节呼吸系统、通利鼻窍，缓解慢性鼻炎带来的不适症状。

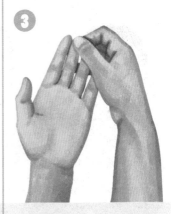

③ 拇指掐中冲穴50次，以产生痛感为佳。刺激中冲穴，具有开窍、清心、泄热的作用，对于慢性鼻炎有辅助治疗作用。

近视

SELF MASSAGE

⊙ 当眼球处于静止状态时，平行光线进入眼内，经眼屈光系统聚焦后，焦点在视网膜之前形成，因而造成远距离目标不能在视网膜清晰成像的状态，称为近视。通俗地说，近视的一个特征就是看不清远的物体，但可清楚看见近距离的物体。近视分为真性近视和假性近视。真性近视多为先天遗传因素造成。假性近视通常多为长期近距离工作、照明不良、工作时间过长以及平时阅读习惯不良造成，多见于青少年。

 主要症状

主要症状为：视力减退，视远不清，视近正常。高度近视者，前房较深，瞳孔散大。

 按摩原理

现代医学认为，近视是由长期不正确用眼和遗传因素导致的。中医认为目为肝之窍，肝受血而能视，长期近距离地看电视、用电脑、做作业等可劳心伤神，使体内气血耗损，导致肝受血不足。人肝血不足，无法荣养眼睛，则易患近视。按摩疗法主要通过补益肝肾、疏经活络、调和气血，达到缓解眼部睫状肌痉挛，增加眼区营养的目的，从而有效预防并调节假性近视。

头部按摩

●按摩重点 ① 眼眶周围 ② 印堂穴、太阳穴 ③ 睛明穴 ④ 四白穴 ⑤ 承泣穴 ⑥ 丝竹空穴 ⑦ 鱼腰穴

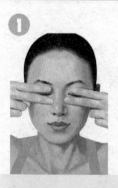

轻闭双眼，以两手食指、中指指腹由内向外沿眼眶上下缘摩动10次。此法可加快眼部血液循环，增强代谢，缓解视力疲劳。

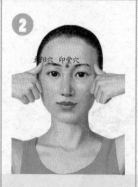

双拇指自印堂穴经前额分推至太阳穴50次。此法可增强眼部血循环，促进气血运行，消除眼睛疲劳，改善近视。

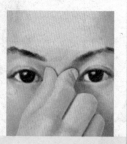

右手拇、食指捏揉睛明穴1~3分钟。按摩此穴，能改善视神经营养供应，运走血液中的代谢产物，消除眼睛疲劳，起到保护眼睛、增强视力的作用。

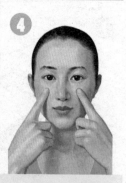

以两手的食指或中指指腹置于两侧四白穴，稍用力按揉1~3分钟。按揉四白穴可以改善面部血液循环，对于眼疲劳、视力低下、近视等症效果显著。

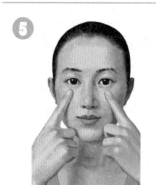

⑤ 双手食指按揉左右承泣穴1~3分钟，力度适中。按摩此穴，可以使眼周皮肤血液循环加快，有效防止近视、夜盲等眼部疾病的发生。

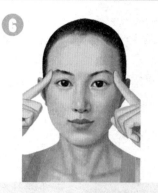

⑥ 两手食指或中指按揉两侧丝竹空穴1~3分钟。丝竹空穴位于眉梢，与眼睑和眼的关系非常密切，按摩此穴，可消除视疲劳，明目清脑。

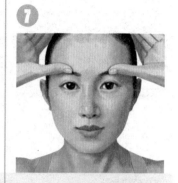

⑦ 以两手的拇指指端对置于两侧鱼腰穴，稍用力向下点按50次，以酸胀为度。鱼腰穴善于调理眼眉周围疾病，按摩此穴能疏风通络，防止近视。

四肢部按摩　●按摩重点　❶ 手部眼反射区　❷ 光明穴　❸ 太冲穴

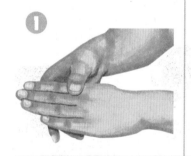

❶ 拇指指腹按揉手部眼反射区3~5分钟。按摩此反射区可疏通眼部气血，解除睫状体痉挛，缓解近视。

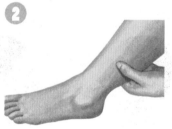

❷ 拇指指端按揉下肢部光明穴1~3分钟，以有压痛感为宜。按摩此穴，可调肝养目，提高视力和改变屈光度，可改善近视。

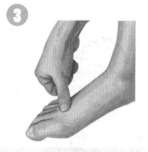

❸ 拇指按揉太冲穴1~3分钟，以感觉刺痛为宜。按摩太冲穴，可调理体内气血，对青少年近视眼有一定的治疗效果。

1. 阅读时，应该使用能提供明暗对比的柔和灯光，不要使用直接将光线射入眼睛的电灯。
2. 使用电脑时，应每隔1小时让眼睛休息一次。
3. 摩擦双手，发热后盖住眼圈，勿压迫双眼，深缓地呼吸。每天这样做20分钟，有助于减轻眼部疲劳。
4. 每天特意眨眼200下，有助于清洁眼睛，并给眼睛小小地按摩。

耳鸣、耳聋

SELF MASSAGE

⊙ **耳鸣耳聋是临床常见的听觉功能紊乱疾病。** 耳鸣指人们在没有外界刺激情况下产生的异常声音感觉，是听觉系统的一种错觉。现代医学认为，噪声、过度疲劳、睡眠不足、衰老、耳部疾病，可导致听神经功能失调、内耳供血异常，从而诱发耳鸣。耳聋是指听力减退，甚至失聪的现象。耳鸣日久，可发展成耳聋。

🔍 主要症状

耳鸣主要表现为自觉耳内有各种响声，如蜂鸣、潮水声等，声音呈持续性或间断性。耳聋则表现为听力减退，甚至丧失。

➕ 按摩原理

中医认为耳鸣、耳聋多因肾气不足，脾胃虚弱，肝胆火盛引起。按摩疗法结合中西医的观点，通过按揉相关穴位和反射区，滋肝补肾、疏经活络、通窍聪耳，促进耳部血液循环、刺激听神经，对听觉系统做良性调整，从而有效缓解耳鸣、耳聋。

头部按摩 ●按摩重点 ① 鸣天鼓 ② 翳风穴 ③ 耳门穴 ④ 耳轮

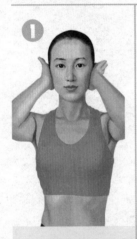

❶ 两手掌按紧两耳孔，四指指尖向后并对称横放在枕部两侧，中指重叠，用一手中指指腹叩击另一手中指指甲部1~3分钟，两手交替进行，可闻及鼓音。

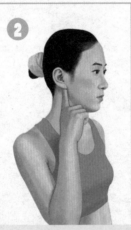

❷ 用食指点按翳风穴1~3分钟，以感觉酸胀为佳。翳风穴是三焦经分布在耳部的穴位，按摩此穴，可起到疏通耳部经气、促进耳部血液循环的作用。

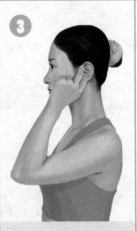

❸ 食、中指按揉耳门穴1~3分钟，以感觉酸麻为佳。按摩此穴可活血祛瘀，改善听觉末梢功能，使听力得以恢复。

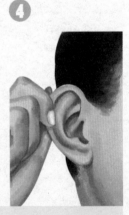

❹ 拇指、食指捏住左右耳轮，自上而下搓摩，以耳部发热发胀为好。此法有聪耳明目、活络通窍的作用，且对全身健康都有好处。

躯干部按摩 ●按摩重点 ❶大椎穴 ❷命门穴 ❸肾俞穴

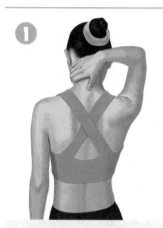

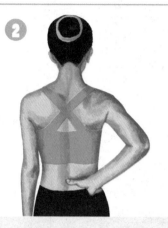

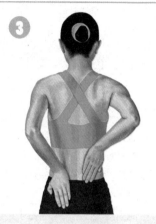

拇指按揉大椎穴1~3分钟，以有酸胀感觉为宜。按揉大椎穴可振奋全身阳气，具有益肾壮阳的功效，能够广泛调节人体机能，缓解耳鸣、耳聋症状。

拇指按揉命门穴1~3分钟，以皮肤发热为宜。命门穴是益肾壮阳的要穴，具有调节人身整体功能的作用，按摩此穴能够有效缓解耳鸣症状。

擦肾俞穴1~3分钟，以局部皮肤热透为度。此法能够有效增强肾脏机能，缓解耳鸣、耳聋症状。

四肢部按摩 ●按摩重点 ❶中渚穴 ❷劳宫穴 ❸手部耳反射区 ❹涌泉穴

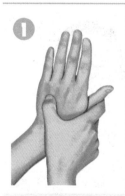

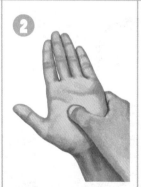

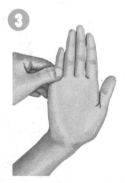

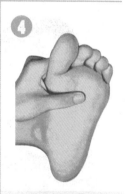

拇指揉按中渚穴1~3分钟，以感觉酸胀为佳，双手交替按摩。按摩此穴，可疏经活血，对缓解耳鸣、耳聋等病症有效。

拇指指端按压劳宫穴50次，以感觉压痛为宜。按摩此穴有清心泻火的作用，对治疗耳鸣、耳聋有很好的辅助作用。

拇指搓揉手部耳反射区3~5分钟，以皮肤发热为宜。按摩此反射区可以使听觉更加灵敏，有助于失聪耳朵恢复听觉。

拇指点按足底涌泉穴50次，以足心发热为宜。涌泉穴是人体活力之源，按摩此穴可促进人体血液循环、刺激听神经，辅助治疗耳鸣、耳聋。

白内障

SELF MASSAGE

⊙ 白内障指眼睛晶状体出现混浊，导致视力下降的一种病症。老化、遗传、代谢异常、外伤、辐射、局部营养不良以及中毒等都可引起晶状体囊膜损伤、渗透性增加，丧失屏障作用，或者使晶状体代谢紊乱，晶状体蛋白出现变性，形成混浊。当前白内障已成全世界首要致盲眼病，中国约有500万盲人，其中因白内障致盲者有300余万人。白内障有先天和后天之分，按摩疗法对后天早期老年性白内障疗效较好。

 主要症状

白内障的主要症状为无痛性视力逐渐减退、视力模糊。患者瞳孔区存在不同程度的混浊，甚至完全混浊，有时伴有眼压升高现象。

 按摩原理

中医认为，肝、脾、肾与人体营养转化、内分泌、代谢等功能密切相关。肝肾亏损、脾虚气弱导致精气不能上荣于目，便促发白内障。此外，肝肾虚衰导致人体抗病能力下降、代谢异常、内分泌紊乱，也是造成白内障的重要原因。按摩特定穴位和反射区，可促进气血运行，改善局部新陈代谢，提高人体抵抗力，延缓白内障的成熟，阻止晶状体混浊加重。

头部按摩

 ●按摩重点　❶ 眼眶周围 ❷ 印堂穴、耳际 ❸ 眼周 ❹ 睛明穴 ❺ 攒竹穴 ❻ 四白穴

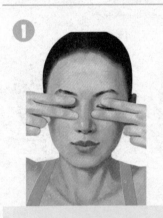

❶ 轻闭双眼，以两手食指、中指指腹分别由内向外沿左右眼眶上下缘摩动10次。此法可加快眼部血液循环，增强代谢，缓解视力疲劳，阻止视力继续减退。

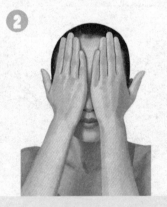

❷ 双掌互相搓热后，竖摁在脸上，用大小鱼际着力眼眶，十指并拢着力前额，两手从印堂穴分开慢慢向头部两侧抹擦至耳际，来回10遍。此法能增强视神经及眼肌功能，防止晶状体进一步混浊。

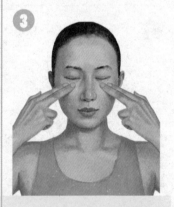

❸ 食指、中指打圈摩擦眼周1～3分钟，以皮肤感觉发热为佳。此法能促进眼球周围血液循环，疏通经络，缓解并改善白内障引起的视物不清等症状。

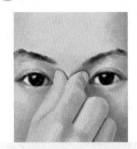

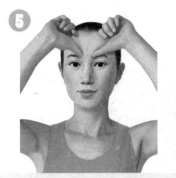

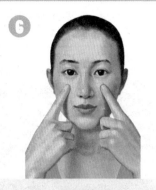

右手拇、食指捏揉睛明穴1~3分钟，以感觉微胀为宜。此法可明显缓解眼部疲劳、充血和眼睛模糊不清等症状，从而帮助治疗白内障。

拇指按揉攒竹穴1~3分钟。按摩此穴，可以调整头、眼部血液循环，克服眼部疲劳与精神紧张，对于缓解白内障引起的目眩、视物不清、眼睛疲劳等症状效果良好。

两手食指或中指指腹置于两侧四白穴，稍用力按揉1~3分钟。按揉四白穴可以改善面部血液循环，对于早期晶状体混浊、视力模糊等症有一定疗效。

四肢部按摩 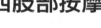●按摩重点 ❶手部眼反射区 ❷光明穴 ❸太冲穴 ❹足部眼反射区

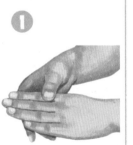

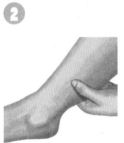

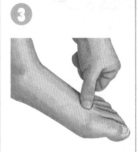

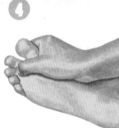

拇指按揉手部眼反射区3~5分钟。按摩此反射区可以疏通眼部气血，解除睫状体痉挛，防止白内障病情进一步恶化。

拇指指端按揉下肢部光明穴3~5分钟，以有压痛感为宜。按摩此穴，可调肝养目，缓解视力模糊等白内障症状。

拇指指腹按揉太冲穴3~5分钟，以感觉酸胀为宜。按摩此穴，可以调理体内气血，促进气血运行，缓解视力模糊。

拇指捏拿足部眼反射区3~5分钟，力度较重，每日3次。此法能调节眼压，稳定视力，缓解白内障症状。

专家忠告 白内障患者既要补充营养，又要避免过食肥腻。白内障的发生与肝肾亏损、精血不足有关。过食肥腻可使人体血液的黏稠度增加，导致动脉硬化、眼部血流缓慢，进而促发白内障。此外，白内障患者还要节制房事，以免加快肾精枯竭的速度，使病情恶化。

妇科疾病

痛经
SELF MASSAGE

⊙ 痛经是指女性经期前后或行经期间，下腹部痉挛性疼痛并伴有全身不适的一种妇科病症。痛经分原发性和继发性。月经初潮后即痛经者，一般属原发性，常见于未婚未孕妇女，妇科检查无明显器质性病变。初潮后一段时间内无痛经，后出现痛经，多发于盆腔器质性病变者，为继发性痛经，多见于已婚尚未生育的女性。自我按摩方法对于原发性痛经效果较好。

主要症状

痛经的症状表现各不相同，有些妇女会有腹部或背腰部钝痛，并引起尿频和不断的排便感，有些则会出现严重的痉挛性腹痛、腹泻、腹胀。典型的痛经表现为月经来潮时腹痛厉害、面色苍白、乳房胀痛、冷汗淋漓、手足冰冷、恶心、呕吐，甚至昏厥。

按摩原理

中医认为，"不通则痛"，经血流通不畅、气滞血瘀是痛经发生的根本原因。因此，在采用按摩疗法时，应以调经养血、行气活血为原则，促进全身血液循环，从而缓解并消除痛经。值得注意的是，按摩疗法一般在月经开始前一周开始，至行经时止，经期不宜按摩。

躯干部按摩 ●按摩重点 ❶天枢穴 ❷关元穴 ❸气海穴

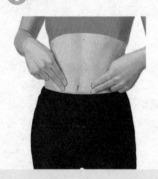

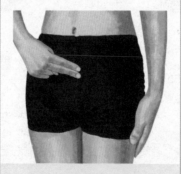

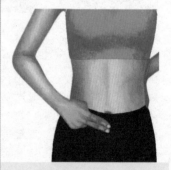

❶ 食、中指按揉左右天枢穴1～3分钟。按摩此穴，有疏肝理气、调经止痛的作用，可缓解月经不调、痛经等症。

❷ 食、中指点揉关元穴1～3分钟。刺激关元穴，能有效调节内分泌，改善迟发排卵，减少引发痛经的因素，消除痛经根源。

❸ 食、中指按揉气海穴1～3分钟，以感觉酸胀为宜。气海穴是重要的健身穴位，可补肾虚、益元气，对痛经有一定疗效。

四肢部按摩

●按摩重点　①合谷穴　②阳池穴　③水泉穴　④三阴交穴　⑤血海穴
⑥至阴穴　⑦涌泉穴　⑧大敦穴

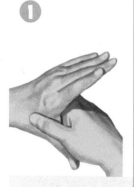

① 拇指掐按合谷穴50次，手法宜重，刺激应强。掐按此穴能起到行气止痛的作用，对于缓解经期腹部疼痛效果很好。

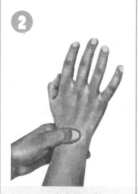

② 拇指指端点按阳池穴50次。阳池穴是支配全身血液循环及激素分泌的重要穴位。刺激此穴，可迅速畅通血液循环，平衡激素分泌，暖和身体，进而消除手足发冷症状，缓解痛经。

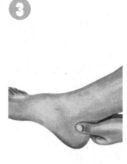

③ 用拇指指腹揉按水泉穴50次，动作缓慢有力，以透热为宜。水泉穴是肾经的郄穴，适当加以按摩能够益肾壮阳，是缓解痛经的经验效穴。

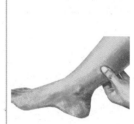

④ 拇指点按三阴交穴50次。三阴交穴是人体下肢大穴，是妇科常用的调血和气之穴。按摩此穴有疏肝理气、活血化瘀的作用，缓解月经不调、痛经等症。但经期严禁按摩此穴。

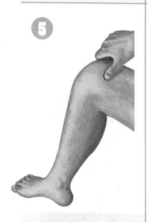

⑤ 拇指揉按血海穴1～3分钟。血海穴是女性最为重要的保健穴位之一。按摩此穴，能促进生殖器官的血液循环，具有活血化瘀作用，可缓解痛经症状。

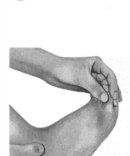

⑥ 拇指指腹按揉至阴穴50次。至阴穴是妇科要穴，能提高肾脏和膀胱等器官的机能。经常按摩此穴，可理气调血，缓解痛经引起的腹部疼痛等症状。

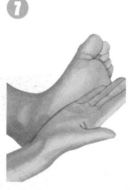

⑦ 小鱼际擦涌泉穴3～5分钟，以有热感向小腿部放散为宜。此法能够改善整个下肢部的微循环，促进血液流动，暖和身体，消除痛经引起的手足冰凉症状。

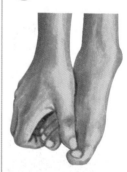

⑧ 用拇指掐按大敦穴2～3分钟，以感觉胀痛为宜。大敦穴是肝经的起始点，与子宫的关系最为密切。掐按此穴，帮助治疗痛经、月经不调等症。

月经不调
SELF MASSAGE

⊙ 月经不调指女性月经的周期、经期、经色、经质等发生异常并伴有其他症状（如腹痛）的一种疾病，又称为经血不调、月经失调，是妇女病最常见的疾病之一，尤其多见于青春期少女及生活不规律女性。据统计，我国90%的女性都有月经不调的症状，但极少有人对其给予足够的重视。月经不调可导致女性体内毒素沉积，对子宫和卵巢有不良影响，容易促进衰老。临床验证月经不调与阴道炎、子宫内膜炎、不孕症等多种妇科疾病有关。

 主要症状

主要表现为经期延长、月经提前或推后、月经先后不定期，月经过多、过少，经色不正常并伴有全身乏力、面色苍白、痛经、头昏、腰酸、怕冷喜暖等症状。

 按摩原理

月经不调的原因分为神经内分泌功能失调和器质病变或药物引起两类。按摩疗法主要是针对神经内分泌异常导致的月经不调。通过对相关穴位和反射区的按摩，可以加强肝脏疏泄功能、脾脏统血功能和肾脏温煦功能，从而调节人体中枢神经系统和内分泌系统，使得月经恢复正常。按摩疗法多在经期前后进行，每日早晚各1次，三个月为一疗程。

头部按摩   ●按摩重点   ❶ 水沟穴（人中）   ❷ 耳部内生殖器反射区   ❸ 耳部缘中反射区

 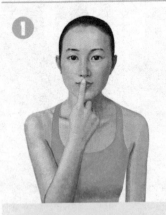

食指按压水沟穴（人中）50次，手法宜轻柔，不可重刺激。刺激人中穴，能够调理阴阳气血，起到活血通络的效果，对于月经不调有一定疗效。

 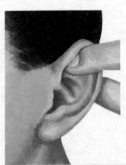

食指按揉耳部内生殖器反射区1～3分钟，以局部发热为宜。此法能够调节中枢神经系统和内分泌系统，具有良好的调经作用。

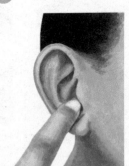

按揉耳部缘中反射区1～2分钟，以感觉酸胀为宜。缘中反射区是特效反射区，它对脑垂体有调节功能，可通过调节神经内分泌达到规律月经的目的。

躯干部按摩 ●按摩重点 ❶ 石门穴 ❷ 天枢穴 ❸ 气海穴

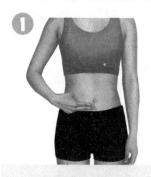
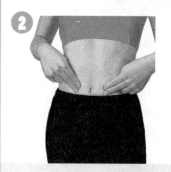
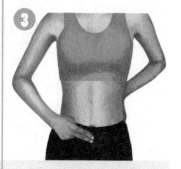

食指、中指点按石门穴1~3分钟。石门穴是调理女性疾病的常用穴位，对人体血压的高低，水液排泄量、月经白带分泌量的多少，都有一定的调整作用。按摩此穴，能清热去湿，帮助治疗月经不调。

食、中指按揉左右天枢穴1~3分钟。天枢穴气血强盛，是大肠经气血的主要来源，在人体内主要负责疏调肠腑、理气行滞，是腹部要穴。按摩此穴，具有疏肝理气、调经止痛的作用，可缓解月经不调等症。

食、中指按揉气海穴1~3分钟，以感觉酸胀为宜。气海穴是一个重要的健身穴位，可补肾虚、益元气，主要用于调理生殖泌尿方面的疾病。按摩此穴，能调经止带，使月经恢复正常。

四肢部按摩 ●按摩重点 ❶ 太溪穴 ❷ 合阳穴 ❸ 照海穴

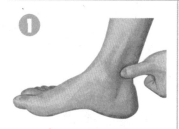
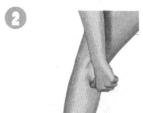
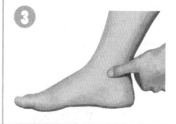

拇指按揉双脚太溪穴1~3分钟，以感觉胀痛为佳。刺激太溪穴，能增强肝肾功能、活血止痛、滋阴利湿，对女性月经不调等症有一定的疗效。

拇指推按合阳穴50次，以感觉酸胀为宜。合阳穴是调理女性生殖系统疾病的常用穴位之一。刺激合阳穴，具有疏经祛风、补肾调经之功，对月经不调有一定疗效。

用拇指指腹揉按双脚照海穴1~3分钟，以局部胀痛为宜。刺激照海穴，能调节神经内分泌功能，从而达到调节月经的目的。

专家忠告

1.注意月经期间饮食，忌食油腻、生冷的食物。

2.月经期间注意休息，不要熬夜。

3.月经期间也应进行适当的体育锻炼，体育锻炼能促进血液循环，改善盆腔生殖器的血液供应。

闭经

SELF MASSAGE

⊙ 发育正常的女性，通常在13岁左右会来月经。如果超龄过久仍无月经，或已来过月经，非因妊娠、哺乳而月经中断3个月以上，同时出现病状的，则被称为"闭经"。妊娠期、哺乳期暂时的停经，绝经期的绝经，或有些少女初潮后一段时间内停经等，均属正常生理现象，不作闭经而论。闭经可由精神因素引起，如恐惧、紧张等，也可由营养不良或严重贫血、肾脏病、糖尿病等引起，还可能是由于子宫疾病、卵巢疾病所致。

 主要症状

闭经的症状除了患者月经闭止外，还常伴有面色苍白或萎黄，心悸气短，神疲乏力；或有消瘦，午后低热，失眠多梦，心烦易怒；抑或胸胁胀痛，精神抑郁，性情急躁；或者小腹冷痛，四肢不温；或是身体肥胖，白带增多，胃纳不振等。

 按摩原理

中医认为，闭经分为虚实两类。虚者冲任不盈，血海空虚，无血可下；实者多气滞血瘀，寒凝血瘀，经血不通，导致闭经。按摩相关的穴位和反射区，可以理气活血、补肾通经，调节人体内分泌系统，调整血液循环系统，从而达到活血通经的目的。

躯干部按摩 ●按摩重点 ①腹部 ②石门穴 ③八髎穴

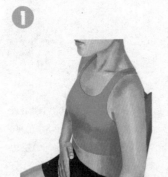

取坐位，手掌紧贴腹部，逆时针方向摩擦腹部3~5分钟，以局部皮肤温热为佳。此法能疏通腹部气血，对于由气滞血瘀引起的闭经有一定的疗效。

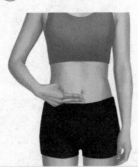

食、中指点按石门穴1~3分钟。石门穴是治疗女性疾病的常用穴位。按摩此穴，可温下焦、补元气，具有消腹胀、调理月经的功效，对于因精神因素引起的闭经效果较好。

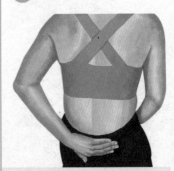

用掌搓法搓八髎穴3~5分钟，至皮肤微红、有热感为宜。此法对于加快腰部气血循环，补养肾脏疗效很好，对于继发性闭经效果很好。

四肢部按摩

❶合谷穴 ❷手部生殖腺反射区 ❸血海穴 ❹太冲穴 ❺三阴交穴 ❻太白穴 ❼足部肾上腺反射区 ❽足部子宫反射区

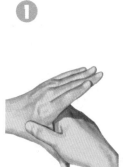

拇指招按合谷穴50次，以感觉压痛为宜。按摩此穴，可行气活血，对调节体内雌激素和孕激素水平有一定作用，辅助治疗继发性闭经。

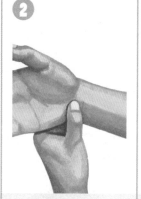

拇指推揉手部生殖腺反射区3～5分钟，力度适中。此法可对控制月经周期的神经反射区系统进行调节，从而使月经恢复正常。

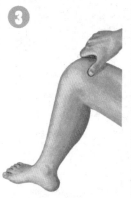

拇指指腹按揉血海穴50次，以有胀痛感为佳。按摩此穴，可调节体内雌激素和孕激素水平，使子宫功能、月经周期恢复正常。

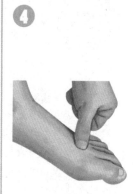

拇指按揉太冲穴50次，以感觉胀痛为宜。按摩此穴，可促进血液流动，消除疲劳，调理气血，对气滞血瘀型闭经有奇效。

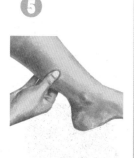

拇指点按三阴交穴50次，以感觉酸胀为宜。三阴交穴是人体下肢的大穴，是妇科著名的调血和气之穴。按摩此穴，有疏肝理气、活血化瘀的作用，可以改善因气滞血瘀导致的闭经。

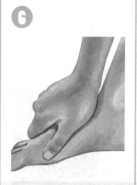

拇指指腹按揉太白穴3～5分钟。太白穴为人体足太阴脾经上的重要穴位之一，适当加以按摩能较好地调理脾经气血，对血枯型闭经有一定疗效。

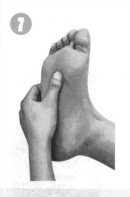

用拇指推法推足部肾上腺反射区3～5分钟，力度可稍重。此法能刺激肾脏，增强肾脏活力，改善肾部血液循环，活血化瘀。

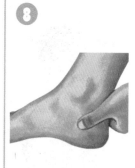

拇指推按足部子宫反射区3～5分钟，力度稍大。此法能调节人体生殖系统，促进血液循环和排卵，恢复月经。

女性性冷淡
SELF MASSAGE

⊙ 女性性冷淡在心理学上称"性感缺乏"，是指女性结婚后长期对房事没有兴趣，行房事时不能适当地做出性感反应，或表现焦虑、不适或疼痛。始终对性生活不感兴趣的情况属于原发性性冷淡，多是由内因，如神经失调等引起的；经过一段性生活时期之后出现的性冷淡属于继发性性冷淡，多是由外因，如性交疼痛等导致女性对性产生恐惧引起的。

主要症状

临床表现为：性欲冷淡，性交疼痛，精神萎靡不振，记忆力减退，四肢困倦，腰膝酸软，毛发脱落，性情急躁，心烦易怒，四肢不温，小腹寒冷甚则疼痛等。

按摩原理

除原发性性冷淡外，性冷淡的常见病因是由于对性知识了解不足而产生心理障碍，多由情绪抑制、恐惧，精神紧张，性生活不协调，促性腺激素及肾上腺皮质激素分泌功能失调等因素所致。通过按摩疗法，可以消除精神紧张，舒畅心志，调节体内性激素及肾上腺激素的分泌，增强性欲，从而改善性冷淡状况。

躯干部按摩 ●按摩重点 ❶ 小腹部 ❷ 中极穴 ❸ 关元穴 ❹ 肾俞穴

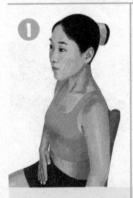

❶ 用掌摩法摩擦小腹部3~5分钟，以透热为宜。此法能加速腹部血液循环，温暖腹部，提升性兴奋。

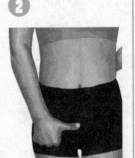

❷ 拇指揉按腹部中极穴3~5分钟，以有热感为佳。按摩此穴，可以消除精神紧张，舒畅心志，对改善性冷淡、提升性兴奋效果显著。

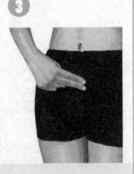

❸ 食、中指揉按腹部关元穴3~5分钟，以局部发热为宜。此法可舒缓压力、减轻疲劳、增强性欲。

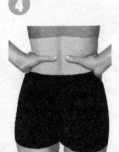

❹ 双手拇指按揉肾俞穴3~5分钟。按摩此穴，能有效增加肾脏血流量，改善肾脏血液循环，从而加速肾杂质的排泄，活跃肾机能，增强性欲。

四肢部按摩

●按摩重点 ❶ 手部肾反射区 ❷ 阴谷穴 ❸ 涌泉穴 ❹ 三阴交穴 ❺ 至阴穴 ❻ 足部子宫反射区

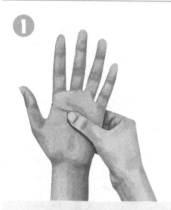

❶ 拇指指腹推按手部肾反射区1～3分钟，以感觉胀痛为宜。此法，对于改善肾脏机能，增强肾脏血流量，增强性欲有很好的效果。

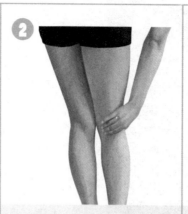

❷ 捏揉阴谷穴50次，以局部产生热感为佳。按摩此穴，有益肾调经、理气止痛的功效，可以调节体内性激素的分泌，增强性欲。

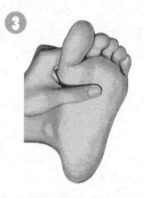

❸ 拇指点按足底涌泉穴50次，以局部发热为宜。涌泉穴位于足心，属于足少阴肾经。每晚临睡前用手指推按该穴，有助于改善性功能，提高性欲。

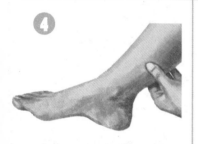

❹ 拇指点按三阴交穴50次，双脚交替进行。三阴交穴是人体下肢的大穴，是妇科常用的调血和气之穴。按摩此穴，有调经、解痉、消肿化瘀、调理肝肾之气的作用，可以增强性欲，消除性冷淡。

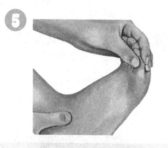

❺ 拇指按揉至阴穴50次。至阴穴是改善性冷淡的特效穴位，性冷淡患者最好长期按摩。

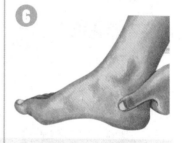

❻ 用拇指推揉足部子宫反射区3～5分钟，以皮肤潮红为宜。此法能调节体内性激素及肾上腺激素的分泌，从而增强性欲。

专家忠告 许多女性都知道，长期穿高跟鞋会影响足弓和脊柱的健康，但很少有女性会意识到，高跟鞋还会对她们的性器官产生影响，降低她们的性欲。美国性学专家埃尔罗伊经过多年的跟踪调查发现，女性若长期穿高跟鞋，尤其是长期穿后跟细长的高跟鞋，会使其下肢、会阴和下腹部的肌肉一直保持在紧张状态。这会影响性器官的正常生理功能，从而导致性欲下降。

慢性盆腔炎

SELF MASSAGE

⊙ 慢性盆腔炎，指女性内生殖器官和周围结缔组织以及盆腔腹膜的慢性炎症，包括子宫内膜炎、输卵管炎、卵巢炎、盆腔腹膜炎及盆腔结缔组织炎等，是妇科的常见病。该病是导致女性不孕的重要原因，不可轻视。20世纪50、60年代时，我国开始针灸治疗慢性盆腔炎。临床观察，刺灸法可消除症状，还可使包块缩小。而按摩疗法对该病亦有辅助治疗效果。

主要症状

慢性盆腔炎的主要症状为患者下腹部不适，有坠胀和疼痛感，下腰部酸痛，月经和白带量增多，可伴有疲乏、失眠、神经衰弱等症，在劳累、性交后、排便时及月经前后症状加重。

✚ 按摩原理

慢性盆腔炎属于中医"带下病""下焦湿热"的范畴，多由体质虚弱、劳倦过度、阴户不洁导致湿热毒邪蕴结下焦，客犯胞宫、盆腔，使经络闭阻、气血凝滞所致。通过按摩特定的穴位和反射区，可活血化瘀，增强盆腔局部的血液循环，加强局部代谢，促进水肿吸收，消炎止痛。

躯干部按摩

●按摩重点 ❶中脘穴 ❷下腹部 ❸关元穴 ❹气海穴 ❺肾俞穴
❻脾俞穴、胃俞穴

❶
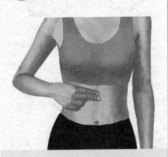

食、中指按揉中脘穴1~3分钟，以感觉酸胀为宜。按摩此穴，能疏肝和胃、健脾利湿，改善由慢性盆腔炎引起的脾虚症状。

❷
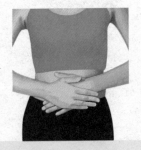

左手掌心叠放在右手背上，将右手掌心轻轻放在下腹部，适当用力做顺时针、逆时针形摩揉1~3分钟，以腹部发热为佳。坚持运用此法，可益气壮阳、调经止痛，有助于治疗慢性盆腔炎。

❸
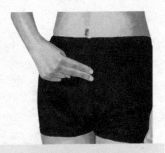

食、中指揉按腹部关元穴1~3分钟，以局部发热为宜。经常按揉此穴，能改善人体免疫状态，提高免疫力，从而起到抗菌消炎的作用。

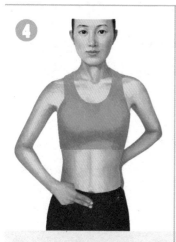

❹ 食、中指按揉气海穴1~3分钟，以局部有热感为宜。按摩此穴，可补充元气，增强体力，调节生殖系统功能，缓解盆腔炎症。

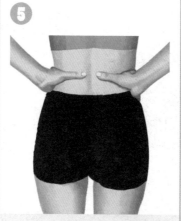

❺ 拇指按揉肾俞穴1~3分钟。按摩此穴，可温补肾阳，强腰壮骨，对于改善盆腔内血液循环、消炎止痛具有显著效果。

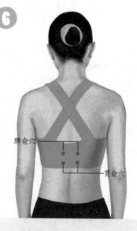

脾俞穴

胃俞穴

❻ 拇指按揉脾俞穴、胃俞穴处各1~3分钟。此法能健脾和胃，祛湿止带、行气消癥，可辅助治疗慢性盆腔炎。

四肢部按摩 ●按摩重点 ❶ 手部生殖腺反射区 ❷ 血海穴 ❸ 足部子宫反射区 ❹ 足三里穴

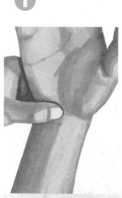

❶ 拇指推按手部生殖腺反射区1~3分钟，此法可温肾和血，促进盆腔内气血循环，调节内分泌系统。

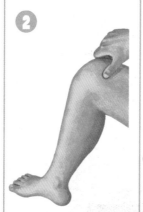

❷ 拇指点按腿部血海穴50次，以感觉酸胀为宜。按摩此穴，能促进生殖器官的血液循环，改善微循环，还可缓解腹痛，辅助治疗慢性盆腔炎等症。

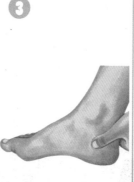

❸ 拇指推法推压足部子宫反射区1~3分钟，力度稍重。按摩此处，可改善盆腔的血液循环、调节内分泌系统，排出体内毒素，从而改善慢性盆腔炎。

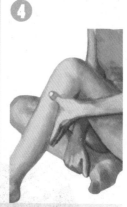

❹ 拇指按揉同侧足三里穴50次，力度适中，双下肢交替进行。此法可补脾健胃、调和气血，从而缓解慢性盆腔炎症状。

男科疾病

遗精

SELF MASSAGE

⊙ 遗精是指成年男性不因性活动而精液外泄的一种生殖系统疾病，有生理性遗精和病理性遗精之分。正常未婚男子每月发生2~3次遗精现象，为正常生理性遗精，若经常发生，一周数次或一夜数次，并伴有全身不适，即为病理性遗精。生理性遗精无须治疗，按摩主要针对病理性遗精。

 主要症状

主要症状为一周或一夜出现数次遗精，且伴有神疲乏力、头晕耳鸣、腰酸腿软、多梦、盗汗、烦热等症状。

 按摩原理

中医认为，此病多因心有所慕、情动于内、意淫于外以致心阴暗耗、心阳独亢或心火亢盛不能下交于肾所致；或由情志不畅、肝气失于条达、人体气机郁结所致；还可由湿热内扰、外感湿热或过食膏粱厚味所致。此外，先天不足、饮食不节等也可能导致遗精。通过相应穴位和反射区的按摩，可有效补肾益气、固本培元、安神养心，且调节神经系统及内分泌系统的功能，平衡性激素。

躯干部按摩 ●按摩重点 ① 关元穴 ② 命门穴 ③ 志室穴

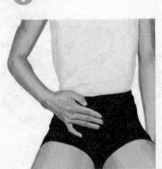

三指顺时针揉按腹部关元穴50次，以透热为宜。按摩此穴，有强精壮阳的效果，有助于调节内分泌，活跃身体机能，抵抗疲劳，可有效改善男子遗精症状。

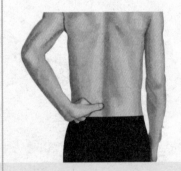

拇指揉按命门穴50次，以感觉胀痛为宜。命门穴是人体的长寿大穴，也是益肾壮阳的要穴。按摩此穴，具有温肾健脾，调节人身整体功能的作用，对遗精具有辅助治疗作用。

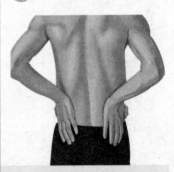

双掌擦志室穴50次，以透热为度。志室穴具有活跃肾脏机能的作用。按摩此穴，能补肾益精、壮阳固涩，可帮助治疗阳痿、遗精等男性病。

四肢部按摩

● 按摩重点　① 神门穴　② 手部前列腺和阴茎反射区　③ 太溪穴
④ 复溜穴　⑤ 足部十二指肠反射区　⑥ 足部肾上腺反射区

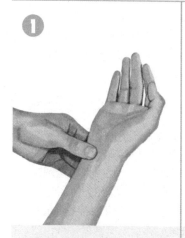

① 拇指点按神门穴50次，以感觉胀痛为宜。神门穴是全身安神养心最好的穴位之一。按摩此穴，有安神益肾的作用，可帮助治疗遗溺、遗精。

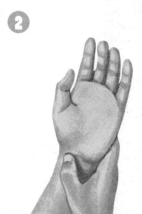

② 用拇指推前列腺和阴茎反射区1~3分钟。此法能够很好地发挥"滋阴"的作用，改善体液循环，调理纵欲过度造成的生殖系统疾病。加推肺、甲状腺反射区，效果会更好。

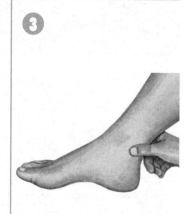

③ 拇指按揉太溪穴1~3分钟，以感觉压痛为宜。太溪穴是肾经的原穴，起着向外输送精气、滋阴补肾的作用，擅长缓解肾虚引起的各种病症，如遗精、手脚冰冷等。经常按揉此穴，可固肾强腰膝。

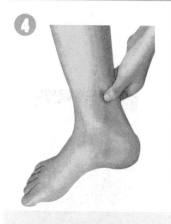

④ 拇指推按复溜穴50次，力度可稍重。复溜穴是足少阴肾经的经穴，穴内肾阴之气较为充沛。按摩此穴，具有滋阴补肾、固表通利的双重作用，对于阳痿、遗精、手足多汗等生殖系统疾病有一定疗效。

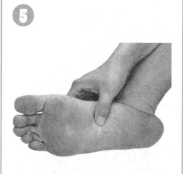

⑤ 拇指按揉足部十二指肠反射区1~3分钟，力度可稍重。长期坚持，对于缓解遗精有很好的作用。

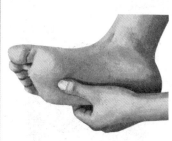

⑥ 用拇指推法推足部肾上腺反射区1~3分钟，以足心发热为宜。此法可补肾益气、固本培元，调节神经系统及内分泌系统的功能，有效改善病理性遗精。

阳痿

SELF MASSAGE

⊙ 阳痿是指男子阴茎始终不能勃起，或者勃起无力、硬而不坚以致不能完成性交的一种疾病，也叫性无能，是最常见的男子性功能障碍性疾病。精神因素、神经系统病变、内分泌病变、泌尿生殖器官病变以及慢性疲劳、衰老等因素，均可引发该病。阳痿不仅会影响夫妻关系，病情严重者还可能致使阴茎萎缩导致不育。阳痿的发生率和年龄关系极大，随着年龄的增长，患病率也不断上升。据统计，我国成年男性中约有11.4%的人有不同程度的阳痿症状。

主要症状

主要症状为性欲减退，阴茎无法勃起或勃起无力、硬而不坚。患者还常表现出面色苍白，腰酸，周身怕冷，食欲减退，精神不振，肢体酸软无力等症。

按摩原理

阳痿有功能性和器质性之分，多数属于由精神因素引起的功能性阳痿，可以通过自我按摩调理。器质性阳痿应就医治疗。现代医学认为，阳痿是由于大脑皮质对勃起的抑制加强，脊髓中枢神经系统机能紊乱或性交时男子过度紧张、亢奋所致。此外，神经衰弱、性交频繁及青少年手淫过度也会引起此病。通过对相关穴位和反射区的按摩，可缓解精神紧张，调节大脑皮质的兴奋度，促使中枢神经系统恢复正常，调节内分泌，补肾壮阳，增强性功能，从而有效改善阳痿。

头部按摩 ●按摩重点 ① 百会穴 ② 两侧耳郭 ③ 耳部内生殖器反射区

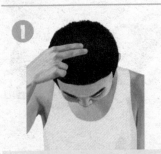

食、中指按揉头顶百会穴1~3分钟。按摩此穴，可以放松大脑皮层的紧张度，调节中枢神经系统，缓解精神紧张，调节内分泌，改善由精神因素引起的阳痿。

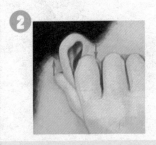

晨起时，用双手对两侧耳郭轻轻环形摩擦，或点压揉按，以局部微胀痛有热感为度。此法具有调和阴阳，疏通气血，健肾固精之效，为历代养生家所倡导的回阳之法。

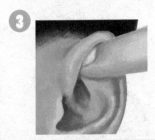

食指指端按耳部内生殖器反射区1~3分钟，以感觉胀痛为宜。内生殖器反射区可用于调理包括男子遗精、早泄、阳痿等病症。

躯干部按摩　●按摩重点　❶ 关元穴　❷ 气海穴　❸ 命门穴　❹ 肾俞穴

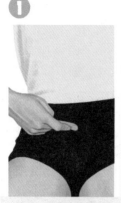

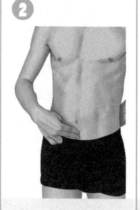

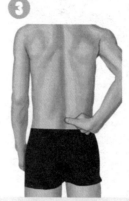

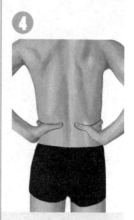

❶ 中指揉按腹部关元穴50次，以透热为宜。按摩此穴，具有很好的强精壮阳的效果，有助于调节内分泌和性激素，对男子精子缺乏症、阳痿、早泄等疾病有一定疗效。

❷ 食、中指按揉气海穴1～3分钟，以感觉发热为宜。按摩此穴，能够调整脊髓中枢神经的紊乱，安定精神，缓解精神紧张，对消除功能性阳痿有显著效果。

❸ 拇指指腹揉按命门穴1～3分钟。命门穴是人体的长寿大穴，也是益肾壮阳的要穴。按摩此穴，具有温肾健脾，全面调节机体各项机能的作用，辅助治疗阳痿、早泄等症。

❹ 双手拇指按揉肾俞穴1～3分钟。适当按摩此穴，能增加肾脏血流量，改善肾脏血液循环，活跃肾机能，增强性能力，改善阳痿症状。

四肢部按摩　●按摩重点　❶ 手部生殖腺反射区　❷ 足部脑垂体反射区　❸ 足部前列腺反射区

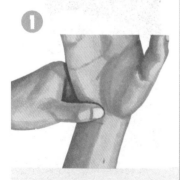

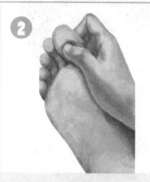

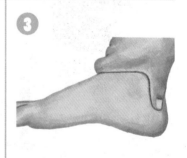

❶ 拇指推揉手部生殖腺反射区1～3分钟，以局部发热为宜。该反射区对改善阳痿症状十分重要，每天坚持按摩，对防止阳痿，增强性欲有显著效果。

❷ 拇指按揉足部脑垂体反射区1～3分钟。此法能调整中枢神经系统，调节体液和性激素的分泌，减轻大脑皮质兴奋度，对阳痿有辅助治疗作用。

❸ 拇指推法向足心方向推足部前列腺反射区1～3分钟，力度稍重，双脚交替进行。推按此反射区，能调节人体内分泌，逐步改善阳痿症状。

早泄

SELF MASSAGE

⊙ 早泄是指男子在阴茎勃起后，未进入阴道之前或正当纳入以及刚刚进入而尚未抽动时便已射精，或能进入阴道进行性交，但时间短于2分钟的现象。该病是临床常见的男科病症。调查显示，30%的男性有早泄发生。早泄不但可导致性生活质量不高，影响夫妻关系，而且还可引起阳痿等性功能障碍，应当予以重视。

 主要症状

主要症状为性交时间极短即行射精，甚至性交前即射精。

 按摩原理

早泄多为心理原因，多半是由于大脑皮质对脊髓初级射精中枢的抑制能力减弱，以及骶髓射精中枢兴奋性过高所引起。此外，泌尿系统感染也可能诱发早泄。因此，在采用按摩疗法时，主要以调节中枢神经系统，降低大脑皮质兴奋度，放松身体，缓解精神紧张，强肾益精，调节内分泌为主。

头部按摩 ●按摩重点 ❶百会穴 ❷耳部肾反射区 ❸耳部交感反射区

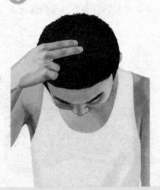

食指和中指按揉头顶百会穴1~3分钟，以感觉酸胀为宜。按摩此穴，可以放松大脑皮质的紧张度，调节中枢神经系统，缓解精神紧张，调节内分泌，预防早泄。

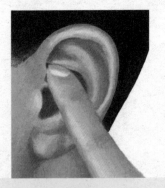

食指按揉耳部肾反射区1~3分钟，以局部发热为宜。刺激此反射区，能够强肾益精，调节神经中枢兴奋，降低大脑皮质兴奋度，缓解早泄症状。

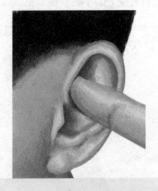

食指按揉耳部交感反射区1~3分钟，以感觉胀痛为宜。此法能够补肾壮阳，调节性激素分泌，增强性功能。

躯干部按摩 ●按摩重点 ① 中脘穴 ② 腰眼穴 ③ 关元穴 ④ 志室穴

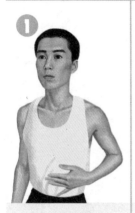

① 三指按揉中脘穴1～3分钟。经常按摩此穴，可补人体元气，推动和激发肾功能的原动力，对改善早泄、阳痿效果很好。

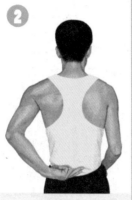

② 点按腰眼穴50次，以感觉压痛为宜。经常刺激此处，可以改善肾脏血循环，强肾益精，增强体质，强化性功能。

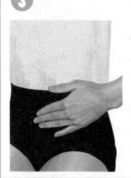

③ 顺时针揉按腹部关元穴50次，以透热为宜。经常按摩此穴，具有很好的强精壮阳的效果，与中极、三阴交配合可调节人体血液动力状态，改善和增加海绵体动脉血流量，强化勃起效应，有效预防早泄。

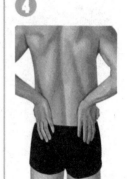

④ 双掌用力擦志室穴50次，以透热为度。志室穴具有活跃肾脏机能的作用。经常按揉此穴，有助于提高夫妻性生活质量，改善早泄症状。

四肢部按摩 ●按摩重点 ① 手部生殖腺反射区 ② 复溜穴 ③ 足部前列腺反射区

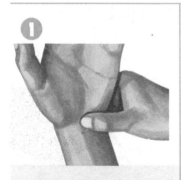

① 拇指推揉手部生殖腺反射区1～3分钟，以局部发热为宜。经常刺激该反射区，可以调节内分泌，强化肾动力，提高射精阈值，延长性交时间。

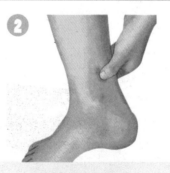

② 拇指按压复溜穴50次，力度可稍重。按摩此穴，可强化肾脏功能，使人精力充沛，对阳痿、早泄有一定疗效。

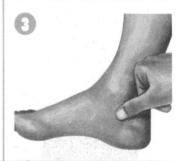

③ 用拇指推法向足心方向推足部前列腺反射区1～3分钟，力度稍重，双脚交替进行。推按此反射区，能调节人体内分泌，强肾益精，延长性交时间。

慢性前列腺炎

SELF MASSAGE

⊙ 前列腺炎是指前列腺特异性和非特异感染所致的炎症，可分为急性和慢性两种。急性者常由体内其他器官的炎症蔓延而来，自从广泛使用抗生素，急性前列腺炎已经不多见。慢性前列腺炎为男性青壮年的常见病，将近50%的男性在其一生中会受到该病的侵扰。该病对男子的性功能和生育能力有一定影响，可降低患者性生活质量。

主要症状

慢性前列腺炎的主要症状为尿频、尿急、尿痛、排尿不尽、排尿困难等排尿异常。同时患者还可伴有会阴、下腹、腰骶部、睾丸等部位不适或疼痛。此外，患者还可出现性欲减退、射精痛、早泄、排尿后或大便时尿道口流白、血精等。

按摩原理

慢性前列腺炎属中医"淋、白浊"的范畴。中医认为排尿异常是下焦湿热所致，治疗时以清除下焦湿热为关键；局部的疼痛如睾丸、小腹、会阴痛等是由气滞血瘀所引发，治疗时当理气、活血、止痛；至于性欲减退、早泄、血精等症，病因在肾虚，应以补肾固精为原则。

躯干部按摩

●按摩重点　❶ 脊柱两侧 ❷ 关元穴 ❸ 曲骨穴 ❹ 志室穴 ❺ 命门穴 ❻ 肾俞穴

❶

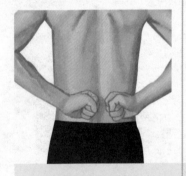

　　双手握拳，用掌指关节揉拨腰椎部脊柱两侧，上下来回10遍，酸痛部多施手法。此法能促进局部血液循环，长期坚持有抗炎利尿之效，可缓解前列腺炎。

❷

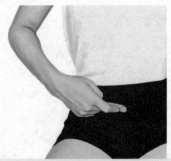

　　中指点揉关元穴1~3分钟。关元穴与生殖系统有密切关系，按摩此穴，能够强精壮阳，增强前列腺功能。

❸

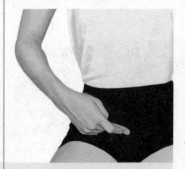

　　中指揉按曲骨穴1~3分钟。按摩此穴，可强身健体，补肾益气，有效调理男性前列腺方面的疾病。

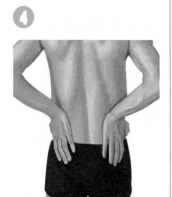

双掌擦志室穴50次，以透热为度。志室穴具有活跃肾脏机能的作用，按摩此穴，可调节性激素分泌和内分泌系统，缓解前列腺充血症状。

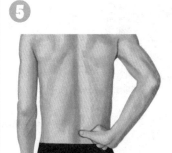

拇指按揉命门穴1~3分钟，以感觉酸胀为佳。按摩此穴，有培补肾阳、通利腰脊、温补脾阳的功能，可改善尿频、尿急、尿痛、排尿不尽、排尿困难等前列腺炎症状。

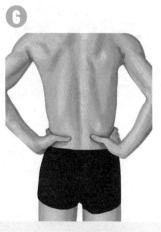

双手拇指按揉肾俞穴1~3分钟。按摩此穴，可活血化瘀，加快气血运行，缓解前列腺充血，消除前列腺炎症。

四肢部按摩

●按摩重点 ❶ 手部生殖腺反射区 ❷ 手部前列腺反射区 ❸ 丰隆穴 ❹ 复溜穴

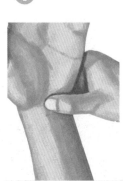

拇指推按手部生殖腺反射区1~3分钟，以皮肤潮红发热为宜。经常刺激此反射区，可以疏通经脉、温肾益气，缓解排尿不适。

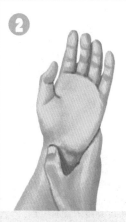

用拇指指腹推按手部前列腺反射区1~3分钟，以感觉发热为宜。按摩此反射区可以激发和增强前列腺功能，促进排尿，对前列腺疾病有一定疗效。

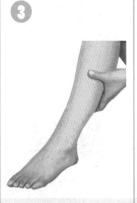

拇指指腹揉按丰隆穴1~3分钟。按摩此穴，可调和脾胃，加强气血流通，促进水液代谢，缓解由前列腺炎引起的下腹疼痛、尿浊等症状。

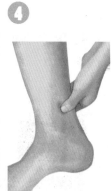

拇指推按复溜穴50次，力度可稍重。按摩此穴，可强化肾脏功能，使人精力充沛，对各种炎症均有一定疗效。

泌尿系统结石
SELF MASSAGE

⊙ 泌尿系统结石是泌尿系统各部位结石病的总称，是最常见的泌尿外科疾病之一。根据结石所在部位的不同，分为肾结石、输尿管结石、膀胱结石和尿道结石。男性患者多于女性患者，二者比例为（4~5）：1。按摩疗法可促进排石，对泌尿结石有辅助治疗效果。

🔍 主要症状

泌尿结石的典型临床症状为患者腰腹绞痛、尿血，可兼有尿频、尿急、尿痛等泌尿系统梗阻和感染的症状。

✚ 按摩原理

泌尿结石属中医"石淋"范畴，《诸病源候论·诸淋病候》中云："石淋者，淋而出石也，肾主水，水结则化为石，故肾客砂石。"可见调理泌尿结石宜从肾脏着眼，只有肾气强健，才能充分发挥其调节水液、排除淤积的功能，有效清热利湿、通淋排石。

躯干部按摩

● 按摩重点　❶ 肾俞穴　❷ 志室穴

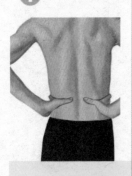

❶

双手拇指按揉左右肾俞穴1~3分钟。适当按摩此穴，能增加肾脏血流量，改善肾脏血液循环，加速肾杂质的排泄，活跃肾机能，有利于排尿排石。

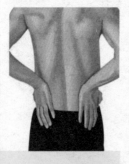

❷

双掌用力擦志室穴50次，以皮肤温热为度。刺激该穴，可以调节激素分泌，从而增强机体的代谢能力，补肾益精、活血化瘀，促进细小结石的排出。

四肢部按摩

● 按摩重点　❶ 复溜穴　❷ 足部肾反射区

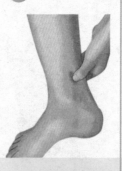

❶

拇指指腹推复溜穴50次。复溜穴是足少阴肾经的经穴，穴内肾阴之气较为充沛。按摩此穴具有滋阴补肾、固表通利的双重作用，对于尿路结石及生殖系统疾病有辅助治疗作用。

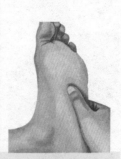

❷

拇指推法向足心方向推肾反射区1~3分钟，以感觉皮肤发热为宜。此法可以调节整个泌尿系统，疏经通络，利尿祛湿，对于排出细小结石效果不错。

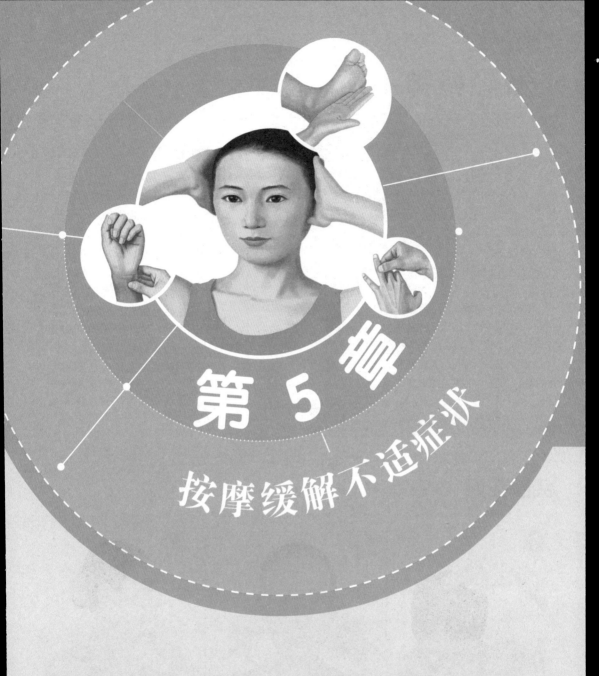

第 5 章

按摩缓解不适症状

日常生活中，人们进行体检时各项指标都正常，却仍会常出现一些不适症状，如牙痛、头痛、易困倦、易疲劳、食欲不振、腰酸背痛、心情不舒畅等。这些症状不但严重影响了人们的生活质量，而且它们中的大部分还属于疾病的前兆"亚健康症状"，对人体健康威胁很大。

中医认为，长期情志不畅、劳倦、饮食生活不节等因素，会使人体阴阳平衡失调、升降气机失常及气血津液、脏腑经络功能紊乱，而这些正是导致各种不适症状的"元凶"。按摩特定的穴位和反射区，可调摄脏腑，舒缓身体、精神疲劳，使人体气血充足、阴阳平衡，除了能迅速消除不适外，还能改善体质、提高免疫力，防止这些不适症状进一步向疾病转化。

减轻精神不适

醒脑提神
SELF MASSAGE

⊙ 现代社会许多人晚睡早起，睡眠相对不足，再加上较长时间的学习和工作，体力消耗过大，很容易大脑疲劳，导致精神不振、昏昏欲睡。据调查显示，目前我国有4%～5%的人，白天受易困症状干扰，而且45%的车祸、50%以上的工伤都与精神疲劳和犯困有关。可见，大脑疲劳已经严重影响到人们的生活，甚至生命安全。

 按摩原理

现代医学认为，造成人们易疲倦、易困的主要原因是睡眠不足和因疲劳、炎热而造成的人体血管扩张，脑部供血量减少。这与我国传统中医理论不谋而合，中医认为炎热和疲劳容易造成脾胃虚弱，脾胃虚弱会导致人体气血供应不足，则会出现易困和易疲劳的症状。因此，在采用按摩疗法时，应以调节脾胃功能促进脑部血液循环为主，通过按摩特定穴位和反射区，达到提神醒脑的目的。

头部按摩　●按摩重点　❶ 百会穴　❷ 太阳穴　❸ 翳风穴

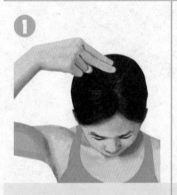

❶ 食指和中指指端点按百会穴50次，以有压痛感为宜。百会穴与脑部联系密切，是调节大脑功能的关键穴位。经常轻敲百会穴可活血通络，促进大脑血液循环，从而醒神明目、缓解压力。

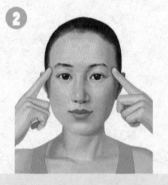

❷ 双手食指或中指螺纹面着力于太阳穴处，做上下、前后、环转等揉动，时间为1～3分钟。按摩此穴可促进大脑血液循环，疏风解表、清脑明目、振奋精神、保持注意力的集中。

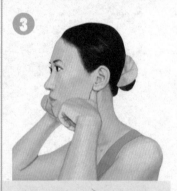

❸ 双手拇指反手按揉耳后翳风穴1～3分钟，以局部发热为宜。翳风穴是三焦经分布在耳部的穴位，起着疏通耳部经气的作用。指压翳风穴，可提神醒脑，消除倦怠感。

躯干部按摩 ●按摩重点 ❶ 胃俞穴 ❷ 脾俞穴 ❸ 命门穴

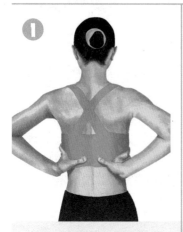

❶ 双手指腹按揉左右胃俞穴1～3分钟。刺激此二穴可有效调节胃功能，改善易疲乏症状。

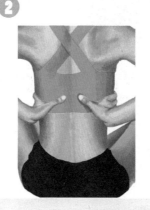

❷ 拇指按揉左右脾俞穴1～3分钟。刺激脾俞穴能够有效调理脾胃，增强脾胃运化功能，改善易困、易疲劳症状。

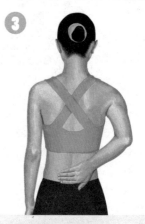

❸ 掌擦命门穴1～3分钟。适当刺激命门穴能够有效缓解人体疲劳和颈肩酸痛症状。

四肢部按摩 ●按摩重点 ❶ 鱼际穴 ❷ 手部腹腔神经丛反射区 ❸ 涌泉穴 ❹ 足部大脑反射区

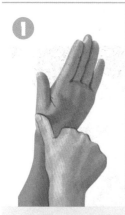

❶ 用拇指揉按鱼际穴1～3分钟，以感觉压痛为宜。按摩此穴可增强脾胃功能，促进人体气血循行，消除昏沉欲睡症状。

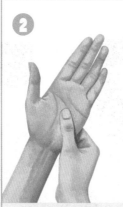

❷ 拇指揉推手部腹腔神经丛反射区3～5分钟，以局部发热为宜。此法能加速腹部气血循环及水分代谢，调节脾胃功能，改善睡眠，消除困乏。

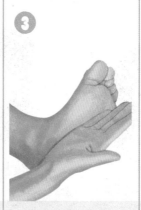

❸ 用小鱼际擦法擦涌泉穴50次，以透热为度。刺激涌泉穴，通过经络的传递作用，可增强肾脏功能，调节内分泌与神经系统，从而提神醒脑。

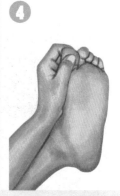

❹ 拇指按揉足部大脑反射区3～5分钟，力度可稍大。此法能集中注意力，改善头面部的血液循环，使人面色红润、头脑清醒、记忆力加强。

减压放松

SELF MASSAGE

⊙ 现代人在工作、人际关系、感情、家庭等方面，几乎都面临着巨大的精神压力。过大的精神压力会使人体的免疫系统功能失调，进而引发感冒、头痛、背痛、失眠、工作能力下降、心理紊乱等一系列生理和心理的不适。倘若压力长期得不到释放，必然会对人的身心健康造成极大危害。一些简单的自我按摩有利于帮助人们释放压力、调节情绪、调整身心状态。

 按摩原理

中医认为，压力过大引起的不适多与心、肝等脏腑功能失调，人体气血不畅、机体阴阳失衡有关。"心藏神"，主一身之血脉，若心失所养，人则易气血不足、精神不安。肝主疏泄，能推动全身气血运行，若肝失疏泄，人则易气郁上火，出现头痛、失眠等症。通过按摩相关穴位和反射区，可养心补肝、行气活血、平衡阴阳，促进全身气血循环，有利于放松情绪、愉悦心情、缓解精神压力。

头部按摩 ●按摩重点 ❶百会穴 ❷风池穴 ❸耳部心反射区

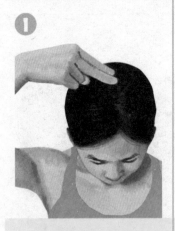

❶ 食、中指按压百会穴1~3分钟。百会穴是各经经气汇聚之所，故能够通达周身脉络经穴，调节机体平衡。刺激该穴位可促进脑部血液流动，使人精神振奋，心情轻松愉快。

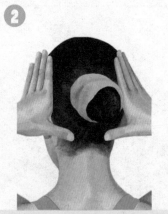

❷ 拇指点揉风池穴1~3分钟，以感觉酸胀为宜。刺激此穴具有通经活络、清头明目的功效，对缓解精神压力很有帮助。

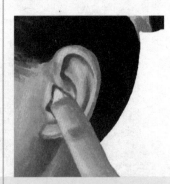

❸ 食指指端点按耳部心反射区1~3分钟，以感觉透热为宜。此法可调补心脏、宁心安神、缓解心理压力。

躯干部按摩 ●按摩重点 ❶ 神阙穴 ❷ 肩井穴 ❸ 中脘穴

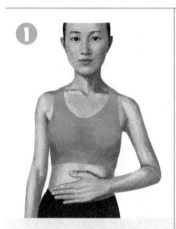

❶ 手掌按摩神阙穴1～3分钟，以局部皮肤发热为宜。适当刺激该穴，可使人体气血充盈、精神饱满，有效改善因精神压力造成的精神萎靡等症。

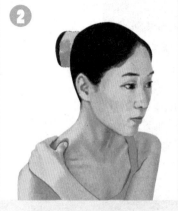

❷ 拇、食指捏拿肩井穴1～3分钟，以感觉酸痛为宜。捏拿肩井穴可促进大脑血液循环、活跃脑细胞、调动情绪、愉悦心情。

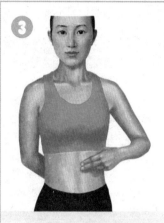

❸ 食、中指点按中脘穴1～3分钟。此法可以增强内脏功能，消除身心压力，让身体恢复活力。

四肢部按摩 ●按摩重点 ❶ 通里穴 ❷ 太冲穴 ❸ 足部大脑反射区

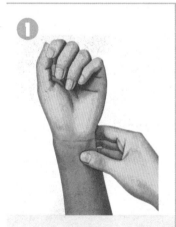

❶ 拇指点压通里穴1～3分钟，以感觉酸痛为宜。此穴是缓解身心压力、安神定志的常用穴位。

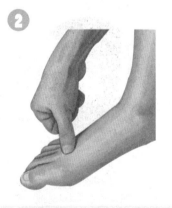

❷ 拇指按揉太冲穴1～3分钟，以感觉酸胀为宜。太冲穴是人体调节情绪作用最好的穴位之一，按压太冲穴可疏肝解郁，有效缓解精神压力。

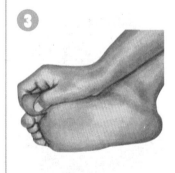

❸ 拇指按揉足部大脑反射区1～3分钟，力度可稍重。此法可以调节中枢神经系统，调整自主神经，促进全身血液循环，从而放松身心。

缓解焦虑

SELF MASSAGE

⊙ 焦虑是身体应对外界变化的一种状态，表现为没有事实根据，也无明确客观对象和具体观念内容的持续性精神紧张和发作性惊恐状态，常伴有自主神经功能失调的表现，如头晕、胸闷、心悸、呼吸困难、口干、尿频、尿急等症状。严重焦虑者可能会形成焦虑症。现代人产生焦虑的原因很多，激烈竞争、超负荷工作、人际关系紧张或性格内向、羞怯等都可导致焦虑。

按摩原理

焦虑属中医"不寐""烦躁""善恐""惊悸""郁症"范畴，多由情志不畅、气机郁滞所致，病位在心。思虑过重易伤脾、肝、肾。脾虚会引发血、痰、湿、热、食等多种躯体症状；肝郁化火则易怒，肝不藏血则气衰；心肾不交、肾水亏虚则易惊恐。按摩疗法不但能调心养神、缓解焦虑，而且还能疏肝理气、交通心肾，从而增强人体免疫力，改善人体生物节律，提高细胞活力，消除因焦虑带来的多种不适症状。

头部按摩 ●按摩重点 ❶攒竹穴 ❷风池穴 ❸耳部交感反射区

❶	❷	❸
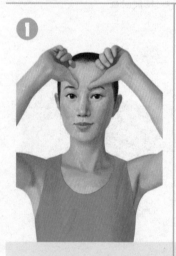	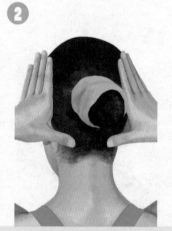	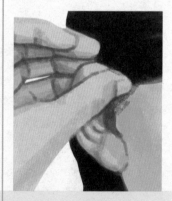
拇指按揉攒竹穴1~3分钟，以感觉酸胀为宜。按摩此穴，可调整头、眼部血液循环，克服精神紧张，有效缓解头晕、目眩等焦虑症状。	两手拇指按住风池穴，用力按压50次，每天坚持能收到很好的效果。刺激与精神活动密切相关的风池穴可通经活络、清头明目，对消除焦虑情绪很有帮助。	挤按耳部交感反射区1~3分钟。此法能够疏肝利气、止痉镇痛，对焦虑及其引起的头痛、心悸有特效。

四肢部按摩

●按摩重点　①合谷穴 ②劳宫穴 ③内关穴 ④手部腹腔神经丛反射区
⑤涌泉穴 ⑥太冲穴

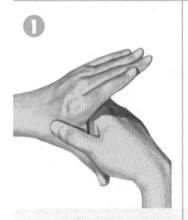

拇指按揉合谷穴1~3分钟，以感觉酸麻为宜。按摩此穴，可疏风解表、通经活络、平肝息风、镇静安神，对于缓解焦虑作用明显。

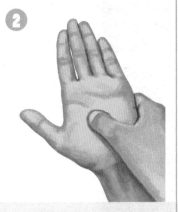

拇指按揉手心劳宫穴1~3分钟，以感觉胀痛为宜。劳宫穴是调节自主神经的穴位，刺激这个穴位会缓解紧张，快速消除焦虑。

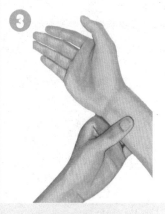

拇指点按内关穴1~3分钟，以感觉酸胀为宜。刺激此穴，有镇静安神的作用，可放松心情，缓解紧张情绪。

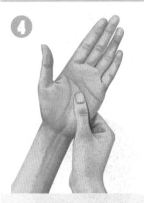

拇指指腹推揉手部腹腔神经丛反射区1~3分钟，以透热为度。此法可以调理三焦、养肝护心、解除精神紧张，有效缓解焦虑、烦躁等症。

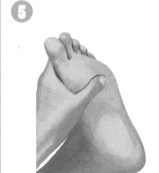

拇指按揉涌泉穴1~3分钟，以透热为宜。涌泉穴是养生保健大穴，按摩此穴有清心、安神、镇静的作用，对于消除因情志不畅引起的焦虑，效果比较显著。

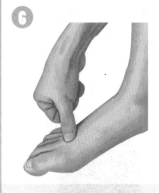

拇指揉按太冲穴1~3分钟。太冲穴是人体穴位中调节情绪作用最好的穴之一，按压太冲穴具有疏肝解郁的作用，能有效缓解精神压力，消除焦虑。

专家忠告　　按摩的同时可以配合饮食治疗焦虑，避免食用可乐、油炸食品等食物，多食蔬菜、水果，有助于养心安神。此外，安排合理的作息时间，经常参加体育活动，有助于放松肌肉和神经，缓解焦虑。

缓解抑郁

SELF MASSAGE

⊙ 抑郁是一种以情绪低落为主的精神状态，常常伴有悲观、失望、活动能力减退、认知功能迟缓以及头痛、失眠、健忘、胸肋疼痛等生理机能障碍。抑郁使人精力减退、心神不安、身体机能下降，给工作和生活带来诸多麻烦。需要说明的是，抑郁不同于抑郁症，前者经过自我心理调节、按摩治疗可迅速缓解，后者则需要抗抑郁药物进行治疗。抑郁长期发展下去，可能会导致抑郁症。

按摩原理

抑郁，归属于中医"郁证"范畴，多由情志不畅、气机郁滞、肝失调达所致。中医认为，肝主疏泄，肝气郁结、疏泄失职，以致五脏气机失常引发抑郁；肝气郁结还会使脾失运化，以致气血生化乏源，导致人体心神失守，出现抑郁病症。按摩相关穴位和反射区，可梳理肝气、清肝泻火、养心安神、补益心脾、健脾解郁，有效缓解抑郁情绪，并消除人体因抑郁导致的多种不适症状。

头部按摩　●按摩重点　❶百会穴　❷太阳穴　❸耳部内分泌反射区

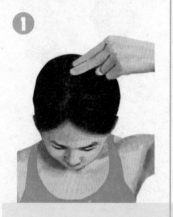

❶

用食指和中指按压百会穴1～3分钟，以感觉压痛为宜。刺激该穴位，可促进脑部血液流动，使人精神振奋，心情轻松愉快。

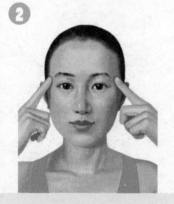

❷

以双手食指或中指螺纹面着力于太阳穴处，做上下、前后、环转等揉动1～3分钟。适度按压太阳穴可以给大脑以良性刺激，能够解除疲劳、振奋精神、止痛醒脑、保持注意力的集中，从而消除抑郁。

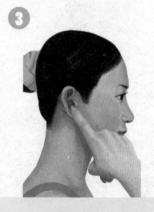

❸

食指按揉耳部内分泌反射区1～3分钟，以感觉发热为宜。刺激此反射区有益气活血、补肾通络的功效，可有效改善气机郁滞引起的抑郁。

躯干部按摩　●按摩重点　❶ 肩井穴　❷ 气海穴　❸ 哑门穴

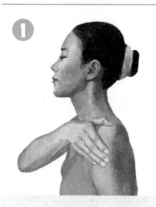

❶ 拇指点按肩井穴50次，以感觉压痛为宜。按摩此穴可促进大脑血液循环，活跃脑细胞，调动情绪，愉悦心情。

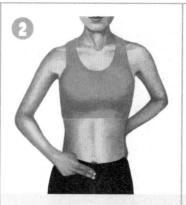

❷ 食、中指按揉气海穴1~3分钟。气海穴是一个重要的健身穴位，可补肾虚、益元气。按摩此穴，能够调整自主神经的紊乱，安定精神，对消除神经质、焦躁、情绪低沉等症状有显著效果。

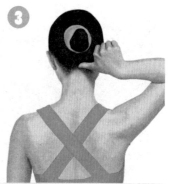

❸ 拇指点按哑门穴50次。哑门穴是督脉要穴，督脉贯脊、属脑、络肾，统率一身阳气。适当刺激哑门穴可理气血、和脏腑、通经络、补元气、促进脾胃化生水谷精微，进而养心宁志。

四肢部按摩　●按摩重点　❶ 少冲穴　❷ 神门穴　❸ 手部肝反射区　❹ 足三里穴

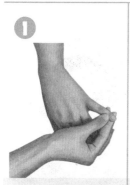

❶ 拇指掐按少冲穴50次，以感觉刺痛为宜。刺激该穴，可抑制大脑皮层，消除不良情绪，进而缓解抑郁。

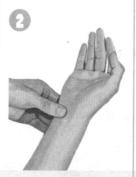

❷ 拇指指端按压神门穴50次，以感觉酸胀为宜。按摩此穴，能够镇静安神、补益心气、畅通经络，经常按摩能有效缓解抑郁。

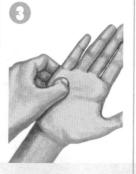

❸ 拇指按揉手部肝反射区1~3分钟。此法可以疏肝理气、补充气血，调节情志，缓解抑郁。

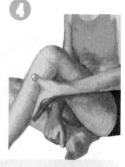

❹ 拇指揉按足三里穴1~3分钟。中医认为，胃动力下降，人体易气血不顺从而可导致情绪低落。按摩足三里可恢复胃动力、消除疲劳、振奋精神、缓解抑郁。

缓解身体不适

改善睡眠
SELF MASSAGE

⊙ 失眠指无法入睡或无法保持睡眠状态导致睡眠不足，进而影响学习、工作和生活的一种主观体验。失眠的临床表现为入睡困难或睡眠不沉、时睡时醒、醒后不易再入睡，严重者可彻夜不眠，并伴有头痛、头晕、健忘等症状。失眠多见于抑郁症患者、妊娠（哺乳期）妇女、更年期人群和老年人。

 按摩原理

　　大脑兴奋和抑制过程的平衡失调破坏了高级神经活动的正常规律，使人白天该兴奋的时候不能兴奋，晚上该抑制的时候不能抑制，就导致了失眠。中医称失眠为"不寐""失寐"，认为其多由劳卷思虑太过，损伤心脾，或肾气不足、心火亢盛，心肾失交所致。按摩特定的穴位和反射区能够镇静安神、补血养心、增强脾肾功能，从而有效调节神经系统，改善失眠症状。

头部按摩　●按摩重点

① 前额　② 眼睑　③ 侧头部　④ 百会穴　⑤ 太阳穴
⑥ 印堂穴　⑦ 耳部皮质下反射区　⑧ 风池穴　⑨ 安眠穴

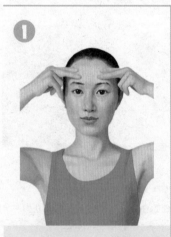

❶ 用两手食、中指指腹由内向外抹前额3～5分钟，以感觉皮肤温热为宜。此法可以消除精神紧张，放松神经，帮助入睡。

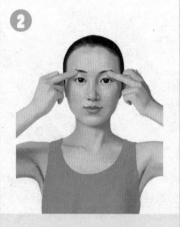

❷ 用两手中指或无名指的指腹，分别附着在眼睑的内侧，然后自内向外分抹1～3分钟，手法宜轻。此法可有效促进睡眠。

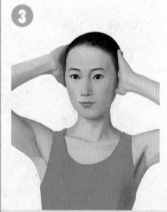

❸ 用双手掌对按双侧的侧头部1～3分钟，此法有镇静止痛、调和气血之效，可促进脑部血液循环，消除紧张情绪，加快入睡。

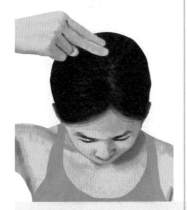

食、中指点按百会穴50次，以感觉压痛为宜。按压百会穴可以促进脑部的血液循环，调节自主神经的紊乱，缓解过度紧张的神经，消除失眠症状。

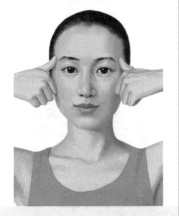

双手拇指点按太阳穴50次，以感觉舒适为宜。按摩此穴，可调节阴阳，使之达到协调平衡，加快入睡。

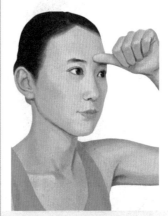

拇指点按印堂穴50次，力度适中。印堂穴为面部黄金点，是调节人体的最佳作用点，可通调全身疾病，有安眠之效。

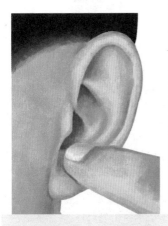

食指按揉耳部皮质下反射区1~3分钟。此法有平衡大脑皮质兴奋与抑制的作用，常用于调理失眠、嗜睡等各种神经系统疾患。

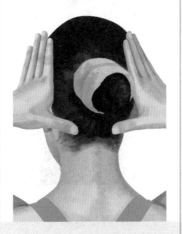

用两手拇指指端按揉两侧风池穴1~3分钟，以感觉酸胀为宜。按摩此穴有疏风清热、镇定安神的作用，可缓解失眠症状。

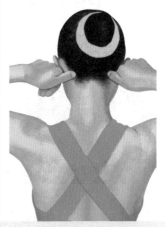

双手拇指点按安眠穴100次。此穴为经外奇穴，善于缓解失眠等症。

躯干部按摩

●按摩重点　❶ 关元穴　❷ 建里穴　❸ 中极穴　❹ 中脘穴
❺ 肾俞穴、脾俞穴、胃俞穴　❻ 腰部

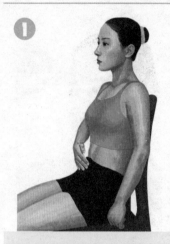

❶ 四指按揉关元穴1～3分钟。按摩此穴，有助于调节内分泌，提高睡眠质量，消除易惊醒、多梦等症状。

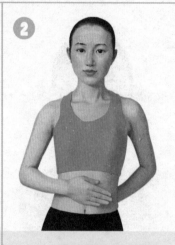

❷ 用一手掌面置于上腹部的建里穴，然后做顺时针的环形揉动1～3分钟，以透热为宜。此法能宽胸理气、健脾和胃，有助于入睡。

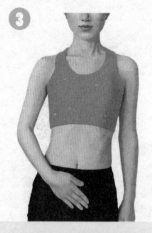

❸ 手掌面置于下腹部中极穴处，做顺时针环形揉动1～3分钟，以透热为宜。中医认为，心肾不交易导致失眠，此法能益气壮阳、交通心肾，缓解失眠症状，提高睡眠质量。

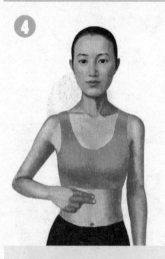

❹ 食、中指按揉中脘穴1～3分钟，至局部有温热感为度。老年人消化功能减弱，胃肠胀气，影响入睡。此法能蠕动胃肠，刺激大肠排出多余气体，便于安然入睡，改善老年人失眠症状。

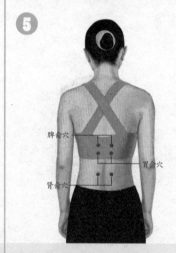

脾俞穴
胃俞穴
肾俞穴

❺ 双拇指分别按压肾俞、脾俞、胃俞穴各50次，以微感酸胀为宜。此法能使人体气血流畅，脏腑生机旺盛，正气、精血贮备充足，从而增强机体抗病能力，提高睡眠质量。

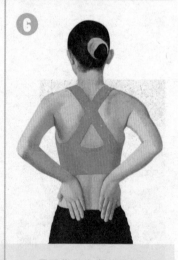

❻ 用双掌贴在腰的两侧上下搓动1～3分钟，以腰部微发热为好。此法可强腰壮肾、活血通络，对改善入睡困难或睡眠不沉等失眠症状效果较好。

四肢部按摩

● 按摩重点 ① 阴郄穴 ② 内关穴 ③ 大陵穴 ④ 三阴交穴 ⑤ 涌泉穴 ⑥ 足部肾反射区

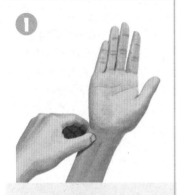

❶ 拇指按压阴郄穴50次，以感觉酸胀为宜。此法对于心脾两虚导致的失眠有奇效。

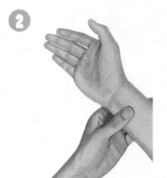

❷ 拇指按压内关穴50次，以感觉酸胀为宜。此穴能改善心脏功能，刺激该穴可起到镇静安神、宁心通络的作用，有效改善失眠。

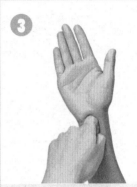

❸ 屈食指点按大陵穴50次，以感觉微胀为宜。按摩此穴，可改善因心肾不交引起的失眠。

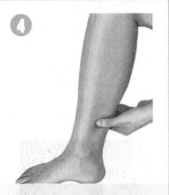

❹ 拇指按揉三阴交穴1~3分钟。三阴交穴是人体的养生大穴，具有调节全身气血的作用。按摩此穴，可交通心肾、宁心安神，能有效缓解失眠，帮助提高睡眠质量。

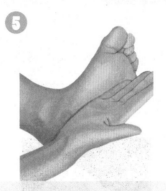

❺ 小鱼际擦涌泉穴1~3分钟，以透热为度。按摩此穴，有清心、安神、镇静的作用，可缓解头晕、失眠等症。

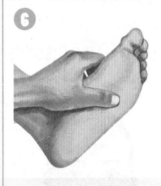

❻ 拇指指腹按揉足部肾反射区1~3分钟，力度可稍大。此法能疏通气血，抑制神经的过度兴奋，有镇静、催眠等作用。

专家忠告

1.失眠患者治疗时不可依赖药物，应注意消除引起失眠的原因，结合体育锻炼改善体质。

2.患者要改变不良生活习惯，戒烟、酒，忌辛辣食品，少喝咖啡、浓茶，晚餐不要过饱。

3.患者睡前可喝一杯牛奶，其中的色氨酸量足以起到安眠作用，饮用牛奶的温饱感也能增加催眠效果。

4.患者上床睡觉前可用温水泡脚，水温在40至50摄氏度即可，这样能减少噩梦和改善睡眠。泡脚后最好擦足心片刻，冬天时应将足心搓至温热。

消除口臭

SELF MASSAGE

⊙ 口臭是因机体内部失调而导致口气臭秽难闻的一种病症，主要表现为呼气时有明显臭味，刷牙漱口难以消除，含口香糖、使用清洁剂均难以掩盖。口臭给人的交往带来诸多不便，甚至使人变得封闭自卑，产生心理问题。更重要的是，由于口臭的诱因在体内，有可能是身体内部器官发生了病变，如急慢性胃炎、消化不良、十二指肠溃疡、肝炎等都有可能伴有口臭发生，所以不容忽视。

按摩原理

中医认为，饮食不节、过度劳倦等不良生活方式造成脾功能衰竭、肠胃功能减弱，影响了人体的消化和排泄功能，使大量食物糟粕和毒素无法顺利排出滞留在肠中。时间一长这些糟粕积滞生热产生了臭气，臭气从口腔呼出便导致口臭。此外，由于某些原因导致的肝火旺盛、肺阴受损等情况也会导致浊气无法下行而从口腔排出形成口臭。按摩特定的穴位和反射区可调整脏腑，恢复肠胃功能，增强脾脏功能，促进体内毒素和滞留食物的排出，从而有效消除口臭。

头部按摩　●按摩重点　① 迎香穴　② 耳部胰胆反射区　③ 耳部大肠反射区

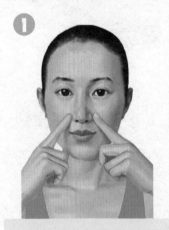 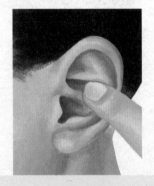 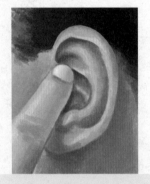

❶ 食指点按迎香穴50次，以感觉酸胀为宜。迎香穴是大肠经与胃经交汇的穴位，大肠经上行的阳气在此交于胃经，而胃经的下行浊气则在此交于大肠经。因此，按摩此穴，对于消除口臭有一定效果。

❷ 食指挤按耳部胰胆反射区1～3分钟，以发热为宜。此法可以疏肝理气、止痉镇痛，对消除口臭有一定效果。

❸ 食指点按耳部大肠反射区1～3分钟，以感觉酸胀为宜。此法可补脾和胃、安神养心、清除口臭。

四肢部按摩

●按摩重点 ① 劳宫穴 ② 大陵穴 ③ 手部十二指肠反射区 ④ 足三里穴 ⑤ 三阴交穴 ⑥ 足部胃反射区

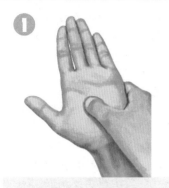

拇指按揉劳宫穴1~3分钟，以感觉酸胀为宜。劳宫穴是调理人体心病的主要穴位之一，有清心泻火之效。按摩此穴，对于心火亢盛引起的口臭有一定疗效。

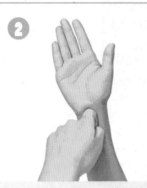

屈食指点按大陵穴50次，以感觉酸胀为宜。大陵穴是消除口臭的特效穴位，按摩此穴能泻火祛湿，有效消除口臭。

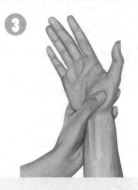

拇指推按手部十二指肠反射区1~3分钟，以透热为度。此法可以消除因消化不良、腹胀等引起的口臭。

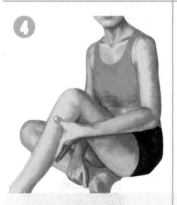

用拇指按揉足三里穴1~3分钟，以感觉酸胀为宜。刺激足三里穴，有理脾胃、化湿浊、疏肝胆、清湿热的作用，对于消除胃热引起的口臭效果很好。

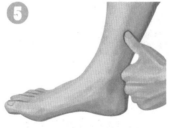

拇指指腹按揉三阴交穴1~3分钟，以感觉酸胀为宜。此法能够健脾益肝、调理经络，有效清除口臭。

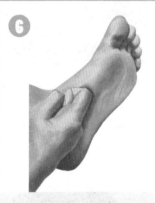

屈食指点按足部胃反射区1~3分钟，以感觉发热为宜。此法能够促进新陈代谢、和胃泻火、安心宁神，促进胃部积热的疏导，缓解并消除口臭。

专家忠告

1.起床后，先喝一杯加柠檬片的水，不但能消除口臭，还有清除宿便排毒的效果。

2.饭后吃一颗酸梅或吃两片陈皮，能消除口臭。

3.茶有强烈的收敛作用，时常将茶叶含在嘴里，便可消除口臭。

以上3种方法仅供应急之用，若要消除口臭根源，还需调理脏腑，排出体内毒素才能治本。

缓解
身体疲劳
SELF MASSAGE

⊙ 疲劳是机体因长时间或高强度的体力、脑力劳动而导致的工作效率明显暂时性降低的一种亚健康症状。疲劳可加重人体各器官机能负担，使体内组织细胞的供氧量减少，细胞新陈代谢的速度变慢。疲劳如果长期得不到恢复，会使大脑皮质机能减弱，神经和体液的调节机能紊乱，从而转化成过度性疲劳。过度性疲劳会加速机体老化，导致人出现注意力涣散、记忆力减退等症状，甚至还可引起神经衰弱、心率加快等症。

✚ 按摩原理

中医认为，人体疲劳与五脏的失调密切相关，如腰酸腿软多与肾脏功能有关；有气无力多与肺功能有关；脑力疲劳多与心脏功能有关；易疲乏多与肝脏功能有关。此外，疲劳与人体"元气"也有直接关系。"元气"虚衰则人体各功能会处于低迷状态，导致人产生疲劳感。"元气"与脾胃功能相连。脾胃具有消化、吸收、传输、提供造血原料，参与水液代谢等功能，脾胃壮则人体"元气"充足，免疫力强，抗疲劳能力也相应好些。因此，按摩时主要以调和五脏、增强体质，促进淋巴和血液循环为主。

头部按摩 ●按摩重点 ❶ 百会穴 ❷ 太阳穴 ❸ 天柱穴

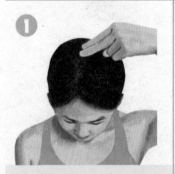

❶ 食、中指点按百会穴50次，以有压痛感为宜。百会穴与脑部联系密切，是调节大脑功能的关键穴位。刺激该穴可促进脑部血液流动，使人精神振奋，心情轻松愉快。

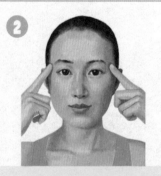

❷ 取坐位，以双手食指或中指螺纹面着力于太阳穴处，做上下、前后、环转等揉动，时间为1~3分钟。按摩此穴可以给大脑以良性刺激，能够解除疲劳、振奋精神。

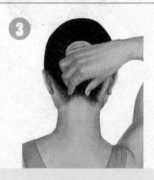

❸ 拇指、食指捏天柱穴50次，以不感疼痛为宜。此法可促进穴位周边血液循环，改善大脑血液供应，缓解周边肌肉疲劳和大脑疲劳。

躯干部按摩 ●按摩重点 ① 鸠尾穴 ② 肺俞穴 ③ 命门穴 ④ 肾俞穴

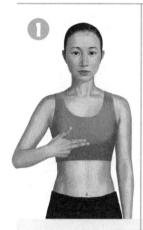 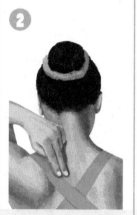 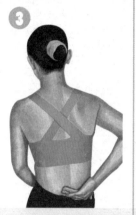 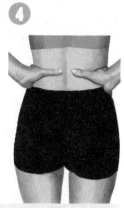

食、中指点按鸠尾穴50次。鸠尾穴是任脉上的主要穴道之一，按摩此穴可恢复短暂性体力消耗，缓解疲劳。

食、中指揉肺俞穴1～3分钟，以微感胀痛为宜。此穴为肺脏的背俞穴，加以刺激可有效调理肺脏，缓解身体的疲劳感。

用三指按揉法按揉命门穴1～3分钟，以感觉胀痛为宜。命门穴是人体的长寿大穴，也是益肾壮阳的要穴。按摩此穴，能够有效消除身体疲劳，恢复精力。

双手拇指按揉左右肾俞穴1～3分钟，以感觉压痛为佳。按摩此穴可有效调节肾脏功能，消除腰背部的酸痛、疲乏。

四肢部按摩 ●按摩重点 ① 中冲穴 ② 足三里穴 ③ 涌泉穴

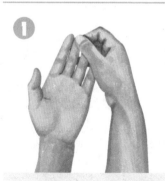 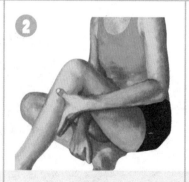 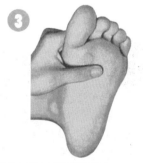

拇指掐中冲穴50次，以感觉掐痛为宜。此穴属手厥阴心包经，按摩此穴可有效调节心脏机能，使人在较短时间内迅速恢复体力。

拇指按揉足三里穴1～3分钟，以感觉胀痛为宜。此法可缓解腿部、足部疲劳，消除四肢沉重的症状。

拇指点按涌泉穴50次，以局部发热为宜，左右脚交替按摩。刺激涌泉穴可调整身体机能、增强体力，对消除全身不适，缓解困倦和疲劳有良好效果。

缓解眼疲劳

SELF MASSAGE

⊙ 眼疲劳，又称视力疲劳，是过度用眼，睫状肌长期紧张导致的一种亚健康症状。这类人群常常觉得自己视觉模糊、视力下降、眼睛干涩发痒。现代社会，由于人们长时间使用电脑、看电视或书，以及对眼睛卫生的忽视，越来越多人的眼睛长期处于疲劳状态。视力疲劳不但可导致或加重近视，而且还可导致多种眼疾。调查表明，54%的都市白领常常有眼疲劳等症状出现，大量因读书而用眼过度的青少年，则更是眼疲劳的主要患者。

 按摩原理

中医认为，眼睛疲劳主要由先天不足、后天失养、年老体弱、眼周肌肉过度疲劳等原因所致，而其根本原因是多种病因导致的肝、脾、肾功能失调。《素问·五脏生成》中说："肝受血而能视"。肝气不足、肝火亢盛，人体津液亏虚，眼睛润泽无物，自然会疲劳；脾气虚弱，眼睛不得清阳之气温煦，也会出现疲劳现象；肾精不足，无法上通于脑，精不养目，眼睛便容易疲劳。因此，采用按摩疗法时，应该以补肝益肾、健脾和胃为主，同时还应注重缓解眼周肌肉疲劳，加速眼周血液循环以给眼睛补充养分。

头部按摩　●按摩重点　❶ 阳白穴　❷ 睛明穴　❸ 太阳穴　❹ 攒竹穴

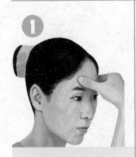

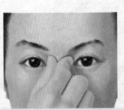

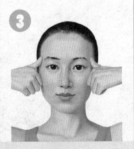

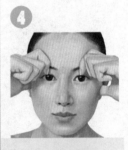

❶	❷	❸	❹
拇指分别点按左右阳白穴50次。此穴属足少阳胆经，加以刺激可调节胆功能，清除肝胆之毒热，净化晶状体。	拇指、食指捏揉睛明穴1~3分钟。睛明穴是调理眼部疾病的一大要穴，按摩此穴可疏通经络，促进眼周血液循环，消除眼疲劳。	双手拇指点按左右太阳穴50次，以有胀痛感为宜。太阳穴是人头面部要穴，按摩此穴可给头脑以良性刺激，缓解眼周肌肉疲劳，振奋精神。	两手食指放置于左右攒竹穴处，由内向外沿眉弓经鱼腰推抹至眉梢处，反复抹动35次。两手拇指分置于两侧面颊部以助力。

躯干部按摩 ●按摩重点 ①脾俞穴 ②肝俞穴 ③肾俞穴

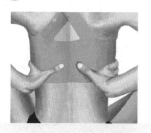

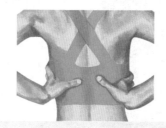

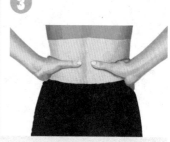

①　双手拇指按揉左右脾俞穴1~3分钟。此法可有效调节脾脏功能，加强眼部的气血供应，缓解眼睛疲劳，同时还可加强体内水液代谢，消除眼袋和浮肿。

②　双手拇指按揉左右肝俞穴1~3分钟。"目为肝之窍"，按揉肝俞穴可直接调节肝脏功能，保持肝经气血通畅，为眼睛补给充足的气血，有效养护眼睛。

③　双手拇指按揉左右肾俞穴1~3分钟。眼睛需要阳气温照，倘若在缺少阳气的情况下过度使用眼睛，极易疲劳。按揉肾俞穴可有效生发阳气，缓解眼睛疲劳。

四肢部按摩 ●按摩重点 ①合谷穴 ②关冲穴 ③光明穴

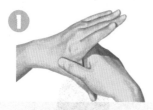

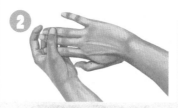

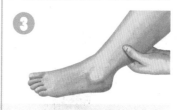

①　拇指按揉合谷穴1~3分钟，以感觉胀痛为宜。合谷穴属手阳明大肠经，按摩此穴可减轻或消除大肠经循行处的组织和器官疾病。大肠经从手走头，因此按摩合谷穴有缓解眼睛疲劳和改善眼部充血状况的功效。

②　拇指指端招按关冲穴1~3分钟，力度可稍大。关冲穴有畅通经脉、明目清热的作用，经常按摩能够缓解视疲劳及其引发的头痛、心烦等症状。

③　拇指指端按揉下肢部光明穴1~3分钟。光明穴属于胆经，胆经从腿外侧一直循行至眼角，故按摩此穴可促进眼周血液循环和水分代谢，改善眼部充血症状，缓解眼部疲劳。

专家忠告

1.连续使用计算机1小时以上，应当将眼睛从计算机上移开5至15分钟。

2.人看近物时，眼睛通常是向内、向下看，因此休息时，尽量让眼睛向左上方和右上方看。

3.将毛巾用茶水浸湿，敷眼10~15分钟，可有效缓解眼睛疲劳。

4.眼睛有疲劳感时，眨眼50次。此法不但有助于清洁眼睛，而且还有缓解眼睛疲劳的效果。

缓解
颈肩酸痛
SELF MASSAGE

⊙ 颈肩酸痛大多是由日常生活和工作中的某些不良姿势所致，多见于长期伏案工作、精神高度紧张的三四十岁的人。颈肩肌肉僵硬、酸痛与一般因运动而产生的肌肉疼痛不同，如果置之不理，有可能转化成慢性炎症。而按摩疗法可有效缓解和治疗颈肩酸痛的症状。

✚ 按摩原理

现代医学认为，颈肩酸痛是由于颈肩两侧淋巴、血液循环不畅、淋巴管萎缩、人体新陈代谢不足，肩背肌肉僵硬所致。这与我国传统中医理论对此的解释颇为相似。中医认为，颈肩酸痛是由于颈部气血瘀滞所致。按摩特定的穴位和反射区可舒筋通络、活血化瘀，促进颈肩周围淋巴和血液的循环，促进局部新陈代谢，使原本收缩、僵硬的肌肉松弛，缓解肌肉硬化现象，从而有效消除颈肩酸痛症状，提高人的活动能力，调整人体的亚健康状态。

头部按摩　●按摩重点　① 翳风穴　② 耳部肩反射区　③ 颈椎棘突两侧

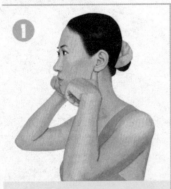

❶ 双手拇指反按左右翳风穴1~3分钟。翳风穴是手少阳三焦经上的重要穴位，适当加以刺激可促进淋巴循环、减轻肩膀酸痛症状。

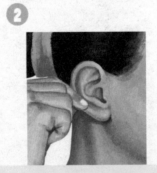

❷ 食指推耳部肩反射区1~3分钟，以局部发热为宜。按摩此反射区，对于促进颈肩周围淋巴和血液的循环，增强新陈代谢，缓解颈肩疼痛效果显著。

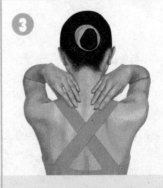

❸ 用拿法拿捏颈椎棘突两侧的肌肉，自上向下移动，从风池穴的高度到大椎穴水平，反复操作3~5分钟。此法能明显改善颈部、脑部的血液和氧气的供应，使颈肩部肌肉得以放松。

躯干部按摩

●按摩重点 ① 膏肓穴 ② 颈项部、上背部 ③ 肩中俞穴

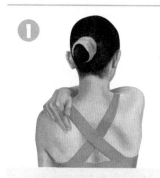

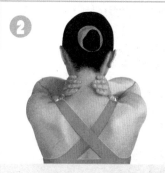

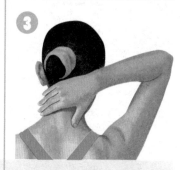

食、中指点按膏肓穴1~3分钟，以有酸痛感为佳。此穴历来为缓解肩膀僵硬、酸痛的要穴，颈肩酸痛严重者，点压此穴痛感明显。

用掌擦法擦颈项部和上背部3~5分钟，均以透热为度。此法可以温热颈背部皮肤，加速血液运行，解除肌肉痉挛，缓解颈肩酸痛。

拇指点按肩中俞穴50次，以有压痛为宜。通常来说，颈部功能障碍者点按此处会有明显痛感，点按后则会感觉颈肩部轻松许多。

四肢部按摩

●按摩重点 ① 肘髎穴 ② 手部肩关节反射区 ③ 至阴穴

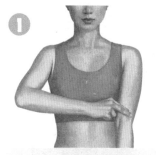

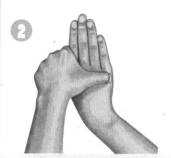

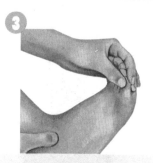

食、中指点按肘髎穴50次，以感觉胀痛为宜。经常使用电脑之人，手、肘常有劳损情况，而刺激肘髎穴可缓解手、肘劳损，从而在一定程度上减轻颈肩酸痛。

拇指一指禅法推手部肩关节反射区3~5分钟，以皮肤潮红为宜。此法能改善肩关节周围的血液循环，起到行气活血的作用，长期坚持按摩，可消除颈肩酸痛。

拇指用力按揉至阴穴50次，对颈肩酸痛有一定的疗效。按摩此穴，可改善人体血液循环，加速身体废弃物的排泄，有效缓解颈肩部酸痛。

专家忠告

1.纠正不良的坐姿。

2.当肌肉感到酸痛时，泡个热水澡，热水的温度可促进血液循环，缓解酸痛症状。

3.工作1~2个小时后，起身，双臂自然下垂，肘部伸直，由前向上向后画圈，幅度由小到大，反复数遍。

减轻胃痛
SELF MASSAGE

⊙ 胃痛，以上腹部近心窝处经常疼痛为主要症状。当今社会，胃痛是普通人的常见症状，多由各种胃病、饮食习惯不良、生活节奏快、精神压力大所致。胃痛发作时，人们常常疼痛难忍，并有恶心、呕吐之感，影响正常的工作和学习。因此，掌握一套有效缓解胃痛的按摩法，对于频发胃痛的人来说是很有必要的。

✚ 按摩原理

西医认为，生活不规律导致的肠胃神经系统紊乱，可破坏胃酸分泌的正常节律，从而导致胃痛；刺激性食物，对胃黏膜的破坏也是导致胃痛的重要原因。胃痛属中医"胃脘痛"的范畴。传统中医认为，寒气滞留于胃，饮食不节致使脾胃受伤，气郁伤肝以致肝气犯胃以及脾胃虚弱等，都可导致人体气机郁滞，使胃因失养而痛。通过按摩特定的穴位和反射区，可增强脾胃功能、疏肝理气，使肠胃神经系统恢复正常，从而有效止痛。

躯干部按摩 ●按摩重点 ❶中脘穴 ❷胃俞穴 ❸灵台穴

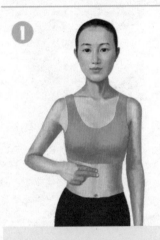 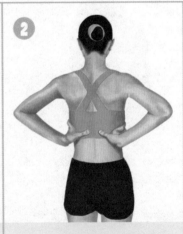 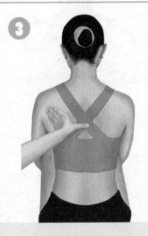

❶ 食、中指按揉中脘穴1~3分钟。中脘穴是调理消化系统疾病的最常用穴位之一。刺激此穴，对胃肠功能有调节作用，可以起到健脾和胃、补中益气的功效，对缓解胃痛效果显著。

❷ 双手拇指点按左右胃俞穴50次，以感觉压痛为宜。胃俞穴是调理消化系统疾病的常用穴位。按摩此穴，可健脾和胃，提高肠胃的消化功能，从而缓解胃痛。

❸ 拇指按揉灵台穴1~3分钟，以感觉胀痛为宜。灵台穴属于督脉二十八穴之一，位于人体后背脊柱上半身之间，医疗价值极高。刺激该穴，可以缓解胃部不适，对胃痛具有一定疗效。

四肢部按摩

●按摩重点 ① 内关穴 ② 手三里穴 ③ 公孙穴 ④ 太白穴 ⑤ 梁丘穴 ⑥ 足部胃反射区

❶

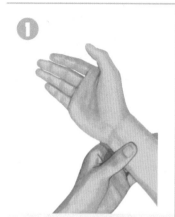

拇指按揉法或招法按摩内关穴1~3分钟，以感觉酸胀为宜。内关穴是调理胃肠疾病的主要穴位之一，适当加以刺激能够和胃降逆、理气止痛，对胃痛、恶心、呕吐等胃肠症状有一定的疗效。

❷

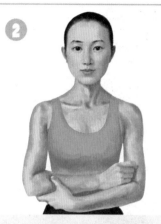

拇指按揉手三里穴1~3分钟，以感觉胀痛为宜。手三里穴是手阳明大肠经俞穴。大肠主传导变化，肠与胃相通，因此按摩此穴，可调节肠胃功能，改善胃痛、腹泻等肠胃病症。

❸

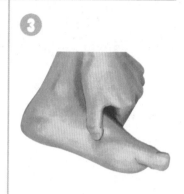

拇指点压公孙穴1~3分钟，以有胀痛感为宜。公孙穴是脾经和冲脉的能量汇聚点和调控中心，既能调理脾经，又能调理冲脉，因此通过按摩公孙穴，可有效缓解胃痛。

❹

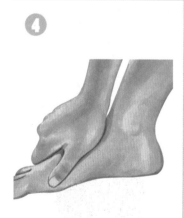

拇指按揉太白穴1~3分钟，以感觉压痛为宜。太白穴为人体足太阴脾经上的重要穴位之一，能较好地充补脾经经气，是脾经经气的供养之源，适当按摩可和胃调中、增强脾胃功能，用于缓解脾不健运、胃失和降导致的胃痛。

❺

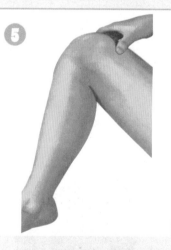

拇指点揉梁丘穴1~3分钟。梁丘穴为人体足阳明胃经上的重要穴道之一，此穴最能反映胃内功能的正常与否。经常刺激该穴，可抑制胃酸分泌，恢复胃功能，对各种原因引起的胃痉挛、慢性胃炎、胃痛等可起到缓和作用。

❻

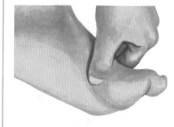

用拇指按法按左右足部胃反射区各1~3分钟，以局部发热为宜。此法能增强胃机能，疏肝理气，缓解胃痛。

促进消化

SELF MASSAGE

⊙ 此处消化不良指功能性消化不良，即具有上腹胀痛、泛酸、食欲不振、呕吐、失眠、多梦等不适症状，经检查排除引起这些症状的器质疾病的一组临床综合征。患者多为20~49岁之间的都市上班族。经调查显示，现代社会生活节奏快、精神压力大是该症的主要原因。此症不但影响患者的生活质量，而且治疗费用也十分高。该症已经逐渐成为现代社会中的一个重要医疗保健问题。

按摩原理

中医认为，肝气郁结导致焦虑和紧张，使人体内分泌、自主神经功能紊乱，打乱胃肠节律运动，从而引发消化不良。而长期饮食无规律或进食过快会引起脾胃虚弱，进而导致肠胃运动迟缓、消化吸收功能低下。此外，胃排空过缓、胃肠感觉过敏等也会导致消化不良。按摩相关穴位和反射区可疏肝健脾、益胃养阴，调节内分泌和自主神经功能，恢复肠胃的正常运作，促进胃排空，对功能性消化不良有一定疗效。

躯干部按摩 ●按摩重点 ① 中脘穴 ② 天突穴 ③ 天枢穴 ④ 脐周 ⑤ 脊柱 ⑥ 胃俞穴

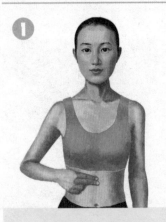

①

食、中指按揉中脘穴1~3分钟。中脘穴是调理消化道疾病最常用穴位之一。按摩此穴，对胃肠功能有调节作用，可以起到健脾和胃、补中益气的功效，对消化不良有一定疗效。

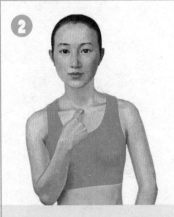

②

用食指勾点天突穴50次，以感觉胀痛为宜。天突穴与肺部关系密切，通气窍，是气息出入的要塞。按摩此穴，可以让胃部积存的气体以打嗝的形式排出来，对消除因消化不良引起的打嗝症状效果显著。

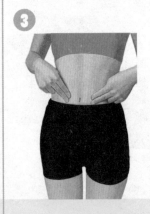

③

食、中指按揉天枢穴1~3分钟，以皮肤透热为宜。天枢穴气血强盛，是大肠经气血的主要来源，在人体内主要负责疏调肠腑、理气行滞，能帮助治疗消化不良。

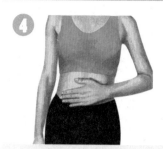

❹ 用手顺着肚脐四周顺时针画圈按摩，按摩10分钟左右，然后逆时针再按摩10分钟左右。此法有利于改善人体消化功能，对消化不良有一定的疗效。

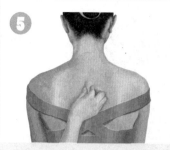

❺ 自上而下捏拿脊柱，反复5次。临床研究发现，适当捏脊可促进胃肠蠕动，促进消化腺的分泌，有助于改善人体的消化功能。

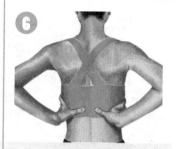

❻ 双手按揉胃俞穴1~3分钟，以感觉压痛为宜。经常按摩此穴，可行中和胃、调节胃气、增强胃功能，以保证食物的正常消化，预防胃肠疾病。加按脾俞穴，消食效果更好。

四肢部按摩 ●按摩重点 ❶ 手三里穴 ❷ 合谷穴 ❸ 足三里穴

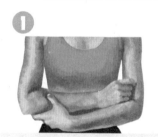

❶ 拇指按揉手三里穴1~3分钟，以感觉酸胀为宜。手三里穴是手阳明大肠经俞穴。大肠主传导变化，肠与胃相通，因此刺激手三里穴，可调节肠胃功能，用于改善宿食不化、消化不良等症。

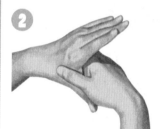

❷ 拇指点揉合谷穴1~3分钟，以感觉酸胀为宜。合谷穴具有通降肠胃和调整全身功能的作用，对肠胃功能有显著的调整作用，加以刺激能调节胃的蠕动、缓解胃痉挛。

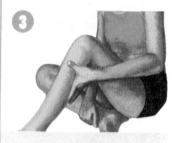

❸ 拇指按揉足三里穴1~3分钟，以感觉胀痛为宜。足三里穴是胃经要穴，对胃肠功能具有重要调节作用。按摩此穴，可以增强机体的消化功能，纠正人体胃电紊乱，促进胃排空，调节体内胃酸和胃蛋白酶的分泌以及自主神经功能，从而明显改善消化不良症状。

专家忠告

1.消化不良者要少吃油炸食物。此类食物不易消化，会加重消化道负担。

2.少吃生冷和刺激性食物。这些食物对消化道黏膜有较强的刺激作用，容易引发消化道炎症。

3.饮食应当规律，定时定量。这样有助于消化腺的分泌，利于消化。

4.细嚼慢咽，以减轻胃肠负担。

5.注意胃部防寒。

改善食欲不振

SELF MASSAGE

⊙ "食欲"是一种想要进食的生理需求，一旦这种需求低落，甚至消失，即称为食欲不振。食欲不振主要因身体疲劳、精神紧张、运动量不足、疾病、饮食不规律等多种因素引起的内分泌失调、消化系统功能减弱所致。长期食欲不振会造成营养不良、体重逐渐下降等，进而可能会引发一系列病症。自我按摩对预防和消除食欲不振具有一定的疗效。

➕ 按摩原理

食欲不振属中医的"恶食""厌食""纳差"的范畴。病情严重者见食物有呕恶欲吐之感。中医认为，人的食欲除了和胃功能相关，还和脾、肠、肝等脏腑功能的强弱密切相关。脾失健运、胃肠失养、肝气郁结，可导致人体出现食积不化、脘腹胀满、恶心呕吐、食欲不振等现象。按摩特定的穴位和反射区，能开胃和中、健脾润肠、消积导滞、疏肝理气、调补脾胃，同时还能够良性调节食欲中枢，从而有效消除食欲不振。

躯干部按摩　●按摩重点　①腹部 ②天枢穴 ③中脘穴 ④脾俞穴 ⑤胃俞穴 ⑥肝俞穴

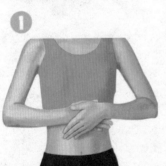

深呼吸3次使腹肌放松，双手掌重叠于腹部，顺时针及逆时针方向各按摩30次，以透热为度。此法能改善腹部血液循环，促进胃肠道蠕动，增加腹压，消除腹胀，从而缓解食欲不振。

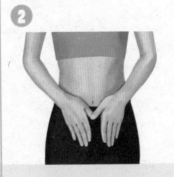

双手掌根推两侧天枢穴1~3分钟，逐渐向下推至腹部，以皮肤温热为宜。天枢穴气血强盛，是大肠经气血的主要来源，在人体内主要负责疏调肠腑、理气行滞。对于胃肠蠕动功能偏弱、食欲不振者，经常按摩天枢穴，可显著增强胃肠动力，增强食欲。

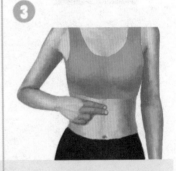

食、中指按揉中脘穴1~3分钟，以透热为宜。中脘穴是调理消化道疾病的最常用穴位之一，本穴气血直接作用于胃腑，可直接调控胃腑气血的阴阳虚实。按摩此穴，对于消除食欲不振十分有效。

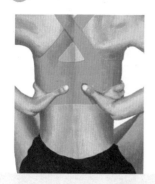

双手拇指按揉左右脾俞穴1~3分钟，以感觉压痛为宜。按摩此穴可以增强消化吸收功能和神经调节机能，对于因脾胃虚弱导致的食欲不振有一定疗效。

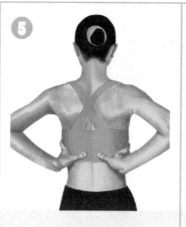

双手拇指按揉左右胃俞穴1~3分钟，以感觉压痛为宜。胃俞穴可直接调整胃腑功能，是临床改善食欲不振的常用穴位之一。

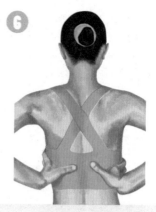

双手拇指按揉左右肝俞穴1~3分钟，以感觉压痛为宜。许多人的食欲不振都是由于情志不畅、肝失调达所致，适当刺激肝俞穴能够调节肝脏功能，有利于消除负面情绪，恢复食欲。

四肢部按摩 ●按摩重点 ① 三间穴 ② 手部胃脾大肠反射区 ③ 足三里穴

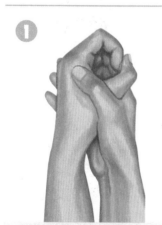

拇指掐按三间穴50次。三间穴乃大肠经的要穴，适当加以刺激能有效改善因胃肠机能障碍引发的食欲不振现象。

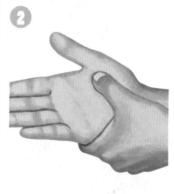

拇指按揉手部胃脾大肠反射区1~3分钟。此法能促进消化器官蠕动，调整脾胃功能，改变脾胃虚弱的状态，从而改善食欲不振现象。

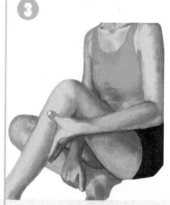

拇指按揉足三里穴1~3分钟，以感觉酸胀为宜。足三里穴是胃经的合穴，按摩此穴具有调理肝脾、补益气血、燥化脾湿、生发胃气、疏肝清热的作用，可有效改善食欲不振现象。

改善胸闷

SELF MASSAGE

⊙ 胸闷是一种主观感觉，情况严重者可自觉有大石压胸之感，甚至发生呼吸困难现象。胸闷有病理性和功能性之分，前者由某些疾病引起，需要对症治疗才能康复；后者是一种暂时性心血管功能性失调症状，多由通风不畅、焦虑、紧张、精神创伤、气候等因素引起，常伴有心悸、呼吸不畅、胸口疼痛等不适症状，这类胸闷可通过简单的自我按摩辅助治疗。

 按摩原理

　　胸闷属于中医"胸痹"的范畴。中医认为胸痹的病位虽然在心，但其发病与肝、脾、肾等脏腑有密切的关系。脏腑亏虚、气血不足，加之饮食不节、情志失调以及外界气候变化的干扰都可造成痰湿、瘀血、寒凝，从而引发胸闷现象。通过对相关穴位和反射区的按摩，能调理脏腑、生化气血、活血散瘀、化痰利湿，有效缓解胸闷及其引发的各种不适症状。

躯干部按摩　●按摩重点　❶膻中穴　❷巨阙穴　❸膺窗穴

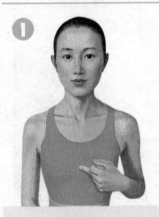

❶ 中指按揉膻中穴1~3分钟，以感觉胀痛为宜。胸为大气之府，膻中穴为体内气之会穴。治气的穴位，当首推膻中穴，尤其是气虚气弱之症。按摩此穴，具有补气调气的功效，对于气血不足、情志失调等导致的胸闷有一定疗效。

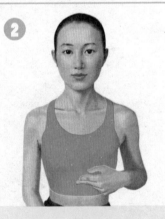

❷ 食、中指按揉巨阙穴1~3分钟。巨阙穴位于胸口，又为心之募穴，可降心火以通肾，使人体水火相济。心主血而藏神，因此该穴具有养血安神、宽胸利气之功效，对缓解胸闷症状效果较好。

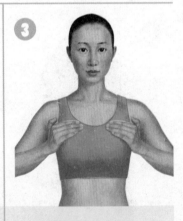

❸ 捏拿膺窗穴1~3分钟，手法要轻柔。膺窗穴位于乳之上、胸之旁，此部有孔隙通道与胸腔相通，就像是胸腔与体表气血物质交流的窗口，适当按揉能够有效缓解胸闷症状。

四肢部按摩

●按摩重点　① 曲泽穴　② 郄门穴　③ 内关穴　④ 消泺穴　⑤ 神门穴　⑥ 足部心反射区

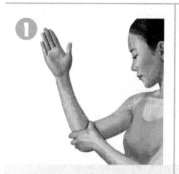

拇指按揉曲泽穴1～3分钟，以感觉酸胀为宜。曲泽穴是调理心血管疾病的要穴，可以调节心脏的血液供应，对胸闷有很好的疗效。

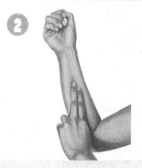

食、中指按揉郄门穴1～3分钟，以感觉酸麻为宜。中医认为心包经主人身之血，郄门穴是心包经出入的门户，对心脏功能有调整作用。按摩此穴，能增强心肌收缩力，有效改善心肌功能，缓解呼吸不畅、胸闷气短症状。

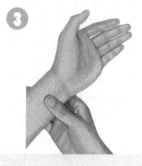

拇指按揉内关穴1～3分钟，手法由轻渐重，同时可配合震颤及轻揉。按揉内关穴对减轻胸闷、心前区不适和调整心律很有帮助。

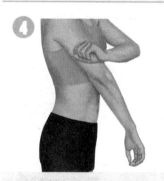

空拳敲打消泺穴1～3分钟，以感觉酸麻为宜。三焦经主管人体之"气"，胸闷多跟"气"有关系。消泺穴是三焦经要穴，适当加以按摩能够调理人体之"气"，缓解胸闷症状。

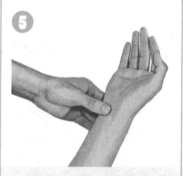

拇指点按神门穴1～3分钟，以感觉酸胀为宜。神门穴是手太阴心经上的重要穴位之一，是向人体各个部位传导经气的重要穴位。按摩此穴，能够松弛过度紧张焦虑的中枢神经，促进人体血液循环，缓解胸闷症状。

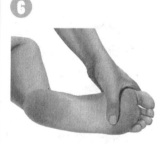

拇指指腹用力按揉足部心反射区3～5分钟，以皮肤发热为宜。此法能促进微循环、稳定情绪、调节交感神经，对缓解胸闷很有帮助。

专家忠告

有关调查表明，喜食肥甘者，胸闷的发病率高于一般人。所以节制油腻饮食、控制烟酒，对于预防胸闷的发生十分重要。此外，生气、着急、心情不舒畅也是导致胸闷的重要原因。因此，保持愉快轻松的心情是十分重要的。

缓解腹胀
SELF MASSAGE

⊙ 腹胀，即胃肠道胀气，是一种十分常见的胃肠道功能紊乱引发的不适症状。通过简单的自我按摩可将胃肠道内的多余气体排出体外，从而有效缓解腹胀。

 按摩原理

中医将腹胀归于"腹痛""便秘"的范畴，认为其多由脾胃虚弱、运化失健，或情志不畅、肝气郁结，或饮食不节、肠胃积热等原因导致人体消化吸收功能下降所致。按摩疗法可健脾和中、开胃消食、疏肝解郁，调整消化功能，使胃肠道自主神经系统功能恢复正常，促进人体内部多余气体排出，从而有效缓解腹胀不适。

躯干部按摩

● 按摩重点　① 腹部 ② 中脘穴 ③ 水分穴 ④ 石门穴 ⑤ 极泉穴　⑥ 脾俞穴 ⑦ 胃俞穴

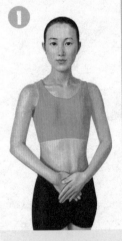

❶ 掌摩全腹，顺时针按摩3～5分钟，以腹部发热为宜。此法能够疏通腹部血液循环，增强肠胃蠕动，促进消化，排出多余气体。

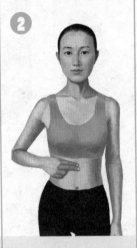

❷ 食、中指按揉中脘穴1～3分钟。按摩此穴，对胃肠功能有调整作用，可以起到健脾和胃、补中益气的功效，对缓解腹胀效果显著。

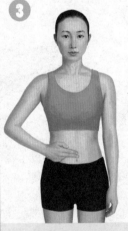

❸ 食、中指按揉水分穴1～3分钟。水分穴是负责提高人体水分代谢的穴位。刺激水分穴，可健脾和胃、活血祛瘀、益气行水，对消除腹胀具有显著效果。

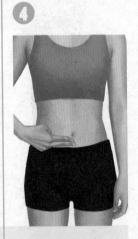

❹ 按揉石门穴1～3分钟，以感觉透热为宜。石门穴是消胀行气的特效穴位。按摩此穴具有清热去湿，补气固精，运化水气的作用，消除腹胀效果显著。

⑤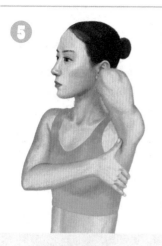

拇指点按极泉穴50次，以感觉酸胀为宜。极泉穴是著名的"消化"大穴。按摩此穴，可以促进体液循环，增强消化能力，对各种原因引起的腹胀都有一定疗效。

⑥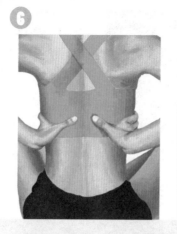

拇指点按脾俞穴50次。脾俞穴是治疗消化系统疾病的常用穴位。按摩此穴，可益气健脾，清热利湿、健脾养肝，有利于提高肠胃的消化功能，排出多余气体，从而有效消除腹胀症状。

⑦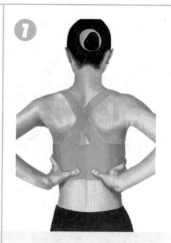

拇指点按胃俞穴50次，以感觉压痛为宜。经常按摩此穴可和胃止痛，温中健脾，补益肝肾，调节胃气，增强胃功能，保证食物的正常消化，预防胃肠疾病。

四肢部按摩　●按摩重点　❶ 二间穴　❷ 三阴交穴　❸ 足部胃反射区、足部脾反射区

❶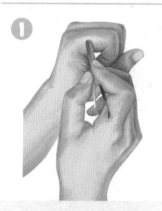

用眉夹刺激食指上的二间穴50次，以感觉疼痛为宜。二间穴是大肠经上的重要穴位，具有预防和调理肠道消化功能紊乱的作用。出现腹胀时，可刺激此穴，有一定疗效。

❷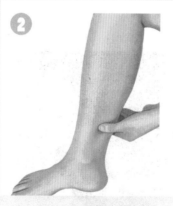

拇指点按三阴交穴50次，以感觉胀痛为宜。三阴交穴是脾经上的大穴，具有健脾益气、柔肝养血、益肾固本的作用。按摩此穴，可调节脾胃，有效缓解腹胀。

❸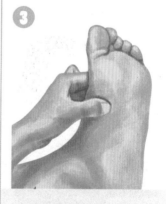

拇指按揉足部胃、脾反射区各1~3分钟，以皮肤发热为宜。脾、胃为后天之本，按摩此反射区可以增强脾、胃的消化功能。

缓解
晕车不适
SELF MASSAGE

⊙ 很多人乘车时，都会出现头晕、头痛、面色苍白、周身无力，甚至恶心、呕吐等症状，这就是通常人们所说的晕车。有时，令人心动的某次旅行，常常会因为这些不适症状而变成一段辛苦的旅途。此时，只要轻松地点按几个穴位和反射区便可快速缓解不适、恢复好心情。

✚ 按摩原理

　　乘车时，人常会随着车的晃动而前后摇晃，这使内耳前庭平衡感受器受到过度刺激，产生过量生物电，影响神经中枢，导致交感神经过度兴奋，使人出现晕车症状。中医认为，晕车症状是由于"胃气上逆"所致。通过对相关穴位和反射区的按摩，可有效调节肠胃功能和神经中枢，健脾和胃、调和胃气，抑制过度兴奋的交感神经，从而缓解各种晕车症状。

头部按摩　●按摩重点　❶ 印堂穴　❷ 耳尖穴　❸ 耳部贲门反射区

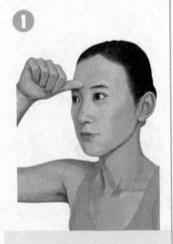

❶ 拇指点按印堂穴50次，以感觉舒适为宜。按摩印堂穴能疏理气机、健脾和胃、升清降浊，有效缓解晕车不适。

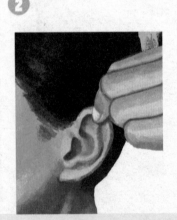

❷ 食指按压耳尖穴1～3分钟，以耳郭发红充血为宜。此法能镇静安神，改善由晕车引起的头晕症状。

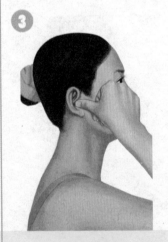

❸ 点掐耳部贲门反射区1～2分钟，以感觉酸胀为宜。此法有行气调畅、和胃降逆的功效，对晕动症引起的恶心、呕吐有特效。

躯干部按摩 ●按摩重点 ❶鸠尾穴 ❷中脘穴 ❸期门穴

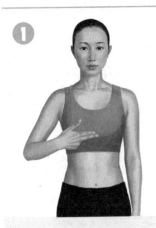 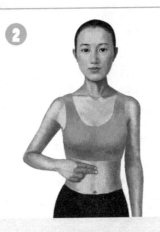 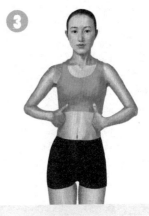

❶ 　　食、中指按压鸠尾穴50次。鸠尾穴是缓解晕车、晕船症状的特效穴位，加以刺激可有效调整肠胃功能，缓解晕车时的呕吐症状。

❷ 　　食、中指按揉中脘穴2分钟。按摩此穴，对胃肠功能有调整作用，可以起到健脾和胃、补中益气的功效，对于缓解呕吐、头晕等晕车症状有一定效果。

❸ 　　双手拇指按揉左右期门穴1~3分钟。期门穴是肝经要穴，适当加以刺激对调整肠胃功能有特效，可预防并调整晕车时的恶心、呕吐等肠胃不适症状。

四肢部按摩 ●按摩重点 ❶内关穴 ❷合谷穴 ❸手部心反射区 ❹足部内耳迷路反射区

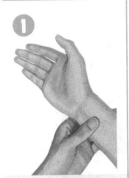 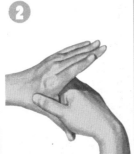 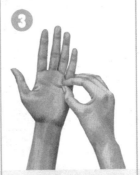 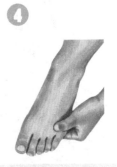

❶ 　　拇指按揉内关穴1~3分钟，以感觉酸胀为宜。内关穴具有调节中枢神经的功能，按压此穴是缓解晕车不适最常用的方法。

❷ 　　拇指指腹按揉合谷穴1~3分钟，以感觉酸胀为宜。合谷穴是手阳明大肠经的原穴，为临床特效穴位。按压此穴可直接作用于胃肠，有效缓解头晕、恶心、呕吐等。

❸ 　　拇、食指捏拿手部心反射区1~3分钟。在开车前，仔细捏拿这个反射区，能够消除头部疲劳、紧张的状态，从而预防或消除头晕、头痛等晕车现象。

❹ 　　用拇指和食指捏拿足部内耳迷路反射区1~3分钟，力度可稍重。在开车前按摩这些反射区，可以抑制交感神经的兴奋，预防晕车。

控制
顽固性打嗝
SELF MASSAGE

⊙ 打嗝（呃逆）表现为气逆上冲，喉间呃声连连，声短而频，令人不能自主，多由某种刺激引起膈神经过度兴奋，膈肌痉挛所致。顽固性打嗝可昼夜打嗝不停或间歇发作，迁延数日不愈，严重影响饮食、工作、睡眠、情绪，给患者造成极大痛苦。通过一些简易可行的自我按摩，能够有效抑制顽固性打嗝。

 按摩原理

中医认为本症多由邪气积滞、暴怒气逆或用药不当、吃生冷或饮食过快使胃膈之气失去肃降、逆气上冲所致。临床表现为胃中寒冷、胃火上逆、气机郁滞、脾胃阳虚四种症型。胃中寒冷型可见呃声沉缓有力，得热则减，得寒愈甚，按摩时应以温中祛寒止呃为主；胃火上逆型可见口渴、口臭、吞酸，按摩时应以清热降火为主；气机郁滞型可见胸胁不舒、嗳气腹胀，按摩时应以顺气降逆为主；脾胃阳虚型可见呃声低弱、面色苍白、手足不温、食少困倦，按摩时应以温补脾胃，和中降逆为主。

躯干部按摩
 ●按摩重点 ❶ 天突穴 ❷ 膻中穴 ❸ 气海穴 ❹ 中脘穴 ❺ 膈俞穴
❻ 脾俞穴、胃俞穴

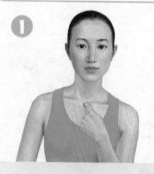

食指按压天突穴50次，手法由轻渐重，再由重到轻。天突穴与呼吸系统关系密切，通气窍，是气息出入的要塞。此穴在临床上以调理呼吸系统疾病为主，按摩此穴有降逆止呃、理气化痰的作用，对于气机郁滞引起的呃逆效果尤佳。

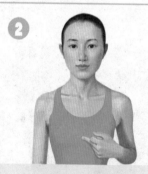

自胸骨柄上缘开始指摩至膻中穴，以微热为度。膻中穴具有调理人身气机的功能，可用于一切气机不畅引起的病变。按摩此穴有理气散瘀、宽胸利膈的作用，能有效缓解呃逆症状，尤其是气机郁滞型呃逆。

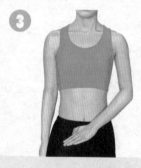

用大鱼际按揉气海穴1～3分钟，以局部皮肤温热为佳。气海穴是调理人体因"气"所生之病的重要穴位。此法可保证上逆之气能够正常下行，对止住顽固性打嗝有特效。

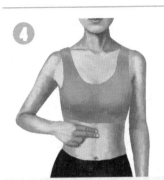

4 食、中指按揉中脘穴1～3分钟。中脘穴位于人体上腹部，主要用于调理消化系统疾病。对于顽固性打嗝患者而言，适当按揉中脘穴能够有效排除胃胀气，从而缓解打嗝不止的现象。

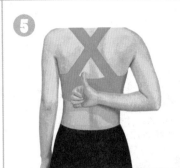

5 拇指点揉背部膈俞穴1～3分钟，以感觉胀痛为宜。膈为上中两焦的分界线，上为心肺胸腔之器，下为胃肠消化之道。经常按摩此穴，不仅可改善心肺功能，预防咳嗽、气喘、呕吐等病症，还可以止住胃中寒冷引起的呃逆。

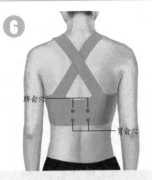

脾俞穴
胃俞穴

6 拇指点揉背部脾俞、胃俞穴各1～3分钟，以感觉酸胀为宜。脾俞穴可清热利湿、益气健脾、提高肠胃的消化功能；胃俞穴可行中和胃、调节胃气、增强胃功能，保证食物的正常消化。按摩这两个穴位，对于脾胃阳虚和胃火上逆引起的呃逆均有一定疗效。

四肢部按摩 ●按摩重点 ❶ 合谷穴 ❷ 手部横膈膜反射区 ❸ 足三里穴

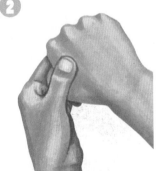

1 用拇指按揉法或掐法在合谷穴做较强的刺激，1分钟左右。掐按合谷穴可理气通腑，解痉止嗝，对于各种原因引起的呃逆都有一定的止呃作用。

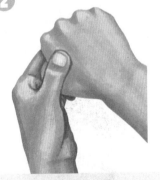

2 拇指推手部横膈膜反射区1～3分钟，以手背发热为宜。按摩该反射区能够抑制自主神经的兴奋，从而抑制打嗝。

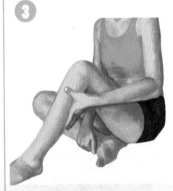

3 拇指按揉足三里穴1～3分钟，以感觉酸胀为宜。足三里穴是胃经的合穴，所谓合穴就是全身经脉流注会合的穴位。按摩此穴有理脾胃、化湿浊、疏肝胆、清湿热的作用，可泻除胃火，止住胃火上逆导致的呃逆。

改善体质

防卵巢功能早衰
SELF MASSAGE

 卵巢是女性重要的内分泌腺，主要功能是分泌激素和产生卵细胞。女性月经来潮、第二性征的发育和保持都与卵巢密切相关。卵巢功能早衰会影响女性雌性激素分泌和性功能，表现为脸色发黄、皮肤松弛、体形臃肿、骨质疏松、阴道变干，提前衰老。据资料显示，目前卵巢功能早衰有低龄化的趋势，因此，年轻女性的卵巢保养也不可轻视。

✛ 按摩原理

中医没有"卵巢早衰"这个病症，但与其相似的病症可见于"月经过少""月经后期""闭经""不孕"等病中。关于卵巢早衰的中医机理主要有"亏虚说"和"瘀滞说"，其中以阴阳虚衰、脏器亏虚、精血亏损、任虚冲衰、胞宫失养为主要内容的亏虚说占主流。按摩特定的穴位和反射区可固肾壮阳、扭转肝肾阴虚血瘀的情况，调节女性内分泌，从而保持卵巢功能平衡，防止卵巢早衰，缓解因卵巢功能失调导致的各种不良症状。

头部按摩　●按摩重点　❶水沟穴（人中）　❷耳部神门穴　❸耳部内生殖器反射区

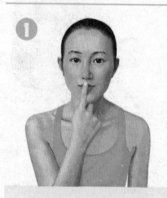

食指按揉水沟穴（人中）1～3分钟。刺激此穴能疏通经脉，间接调节和改善女性内分泌功能。

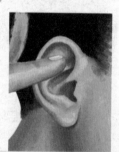

食指按揉耳部神门穴1～3分钟，以有压痛感为宜。适当刺激神门穴可调节人体神经系统，辅助调整内分泌，预防卵巢早衰现象。

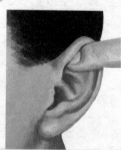

食指指端掐耳部内生殖器反射区1～3分钟。此法能够良性调节生殖系统功能，对卵巢早衰有一定的防治作用。

躯干部按摩 ●按摩重点 ❶归来穴 ❷关元穴 ❸肝俞穴、肾俞穴

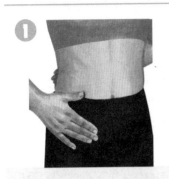
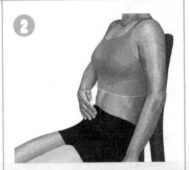
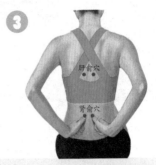

❶ 三指按揉归来穴1～3分钟。脾胃乃人体先天之本、气血生化之源，归来穴是胃经下腹部的经穴，适当刺激归来穴能够增强脾胃功能，使人体气穴旺盛，为胞宫提供养分。

❷ 四指按揉关元穴1～3分钟，力度不可过大。任脉与女子胞宫相连，关元穴是任脉下腹部的要穴，具有固肾阳、补虚损的功效，是临床调理妇科疾病的常用穴。

❸ 双手拇指按揉背部肝俞、肾俞穴各1～3分钟，以感觉胀痛为宜。按摩此二穴能够补肾生血、活血化瘀，增加卵巢血液供应，改善卵巢功能，起到改善各种肾虚症状及美颜抗衰老的功效。

四肢部按摩 ●按摩重点 ❶三阴交穴、血海穴 ❷太冲穴 ❸足部卵巢反射区

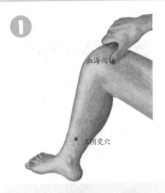
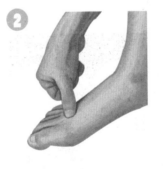
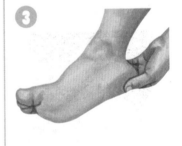

❶ 拇指按揉三阴交、血海穴各1～3分钟，以感觉酸胀为宜。三阴交穴可疏调肝、肾、脾三经之气，按摩血海穴对调节内脏自主神经系统，促进卵泡发育成熟及排卵都有一定功效，并可调节体内雌激素和孕激素水平，使子宫、卵巢功能恢复正常。

❷ 拇指按揉太冲穴1～3分钟，以感觉压痛为宜。刺激太冲穴，能调节下丘脑-垂体-卵巢这个内分泌轴，促进卵巢激素的分泌，增强整个身体的血液流通，防止卵巢早衰，从而延缓衰老。

❸ 用拇指按法按足部卵巢反射区1～3分钟，以透热为宜。此法可调节内分泌，刺激下丘脑、脑垂体和卵巢做出正常反应，使女性体内的激素水平处于正常状态，从而维持卵巢正常功能，防止早衰。

提高
男性性能力
SELE MASSAGE

⊙ 许多中年男人都有精力不如从前、性功能减退之感，这种现象如今在年轻人中间也有存在。这不但会影响夫妻之间的感情，而且还有可能导致阳痿、早泄等性功能障碍性疾病。因此，保持充沛的精力、提高性能力便显得十分重要。

➕ 按摩原理

中医认为，性能力低下与自然衰老、过度疲劳、精神压力大导致的脏腑、经络功能失常有关。肾藏精，主生长、发育、生殖，为生命活动之根本，也是脏腑机能活动的原动力，故中医将其称为人的"先天之本"。衰老、疲劳等原因可导致人体肾气亏耗、藏精不足、心脾两虚，从而引发性功能减退的现象。按摩特定的穴位和反射区可滋阴补肾、固本培元、补益心脾，恢复并增强性能力。

头部按摩 ●按摩重点 ① 耳郭 ② 耳部外生殖器反射区 ③ 耳部内生殖器反射区

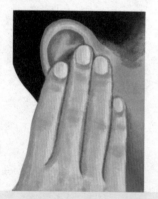

1

搓摩耳郭1～3分钟，以局部发热为宜。此法具有调和肾阴、肾阳，疏通气血，健肾固精之效，为历代养生家所倡导。经常坚持按摩，能有效提高性能力。

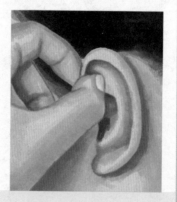

2

拇指点招或捏揉耳部外生殖器反射区1分钟，以局部发热为宜。按摩此反射区能补益肾阳、利湿止痒，对于肾气亏耗引起的性能力下降有显著的改善作用。

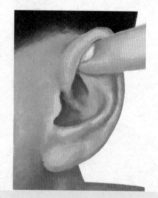

3

食指点招耳部内生殖器反射区1～3分钟，以点招部发热为宜。按摩此反射区，能调节膀胱经经气、补益肾气。气能生血，因此此法可滋阴养血，提升精力、旺盛体力，从而提高性能力。

躯干部按摩　●按摩重点　①命门穴　②肾俞穴　③志室穴

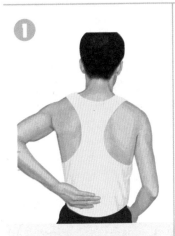

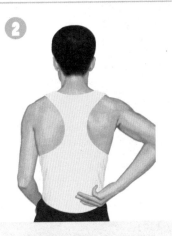

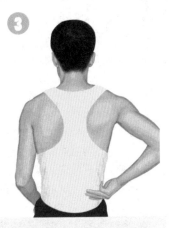

用指摩法按摩命门穴1~3分钟。命门穴是人体的长寿大穴，也是益肾壮阳的要穴。经常按揉命门穴，可强肾壮阳，对增强性欲、提高精力有显著功效。

用指摩法按摩肾俞穴1~3分钟。肾俞穴是肾的保健要穴。适当按摩此穴，能增加肾脏血流量，改善肾脏血液循环，加速肾杂质的排泄，活跃肾机能，增强性能力。

用三指按揉法按揉志室穴1~3分钟，以透热为度。志室穴具有活跃肾脏机能的作用，按摩此穴，可调节性激素分泌，增强性功能。

四肢部按摩　●按摩重点　①手部肾反射区　②涌泉穴　③足部前列腺反射区

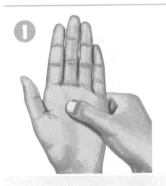

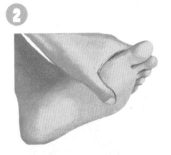

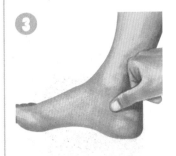

拇指指腹按揉手部肾反射区1~3分钟，以感觉局部皮肤发热为宜。此反射区是肾脏在双手上的反应点，按摩它们可以直接刺激肾脏，提高肾脏机能，补益肾气，达到固本培元，提高性能力的目的。

拇指按揉涌泉穴3~5分钟，以感觉足心发热为宜。涌泉是肾经的起始穴，也是人体养生要穴之一。经常按摩此穴，对于肾脏具有极大的补益作用，可使精力旺盛、体质增强，从而提高性能力。

用拇指推法向足心方向推足部前列腺反射区1~3分钟，力度稍重，双脚交替进行。推按此反射区能调节人体内分泌，强肾益精，从而增强性功能。

提高免疫力

SELF MASSAGE

⊙ 人们通常把人体的免疫系统对抗外来病原体侵袭、识别和排除异物的能力称为"免疫力"。在人体免疫力正常的情况下，人自身就能够有效抵御多种病菌，保护身体不受侵害。当人体免疫力低下，或者免疫系统不健全时，就可能被病原侵袭出现感冒、扁桃体炎、哮喘、支气管炎、肺炎、腹泻等疾病反复发作的症状。因此，提高免疫力有助于增强人体对体内外环境的适应力，减少患病的概率，为我们的健康保驾护航。

按摩原理

中医认为，人体的气血、脏腑、经络等任何一部分都具有独特的抵抗病邪的能力，它们共同组成人体的防御系统。人体这种整体的抗病和修复能力在中医学上被统称为"正气"。若"正气存内"，也就是免疫系统健全、稳定，机体便会"邪不可干"，不受疾病的侵扰；若正气不足，邪气便可轻易入侵，引发疾病。按摩疗法通常以扶正祛邪为原则来调节机体的免疫力，通过调理阴阳、气血、脏腑等来纠正机体免疫系统过低或过亢的状态，使之重新恢复和保持稳定，发挥其正常的防御功能。

躯干部按摩 ●按摩重点 ① 关元穴 ② 中脘穴 ③ 大椎穴

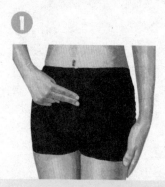

❶ 食、中指点揉关元穴1～3分钟，以透热为宜。刺激关元穴能改善人体免疫机能，提高免疫力，从而起到抗病、抗衰老的作用。

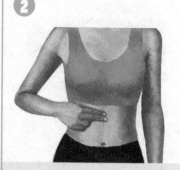

❷ 食、中指按揉中脘穴1～3分钟，以感觉酸胀为宜。中脘穴为四条经脉的会聚穴位，号称胃的"灵魂腧穴"。按摩此穴，可使巨噬细胞的吞噬活性增强，有效抵制外来病原体入侵，从而提高机体免疫力。

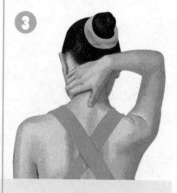

❸ 拇指按压大椎穴1～3分钟。大椎穴是调整全身机能的要穴，主宰着全身阳气。刺激该穴，可促进溶血素以及抗体的产生，使溶血素、抗体、补体效价普遍升高，白细胞数增加，从而提高机体免疫功能。

四肢部按摩

●按摩重点　❶尺泽穴　❷鱼际穴　❸合谷穴　❹手部上身淋巴结反射区
❺风市穴　❻足部心反射区

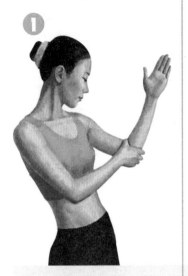

❶ 拇指按揉尺泽穴1～3分钟，以感觉酸胀为宜。刺激尺泽穴，具有泄热、消肿止痛的功效，有助于强化机体免疫功能，增强人体免疫力。

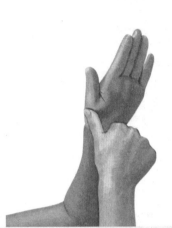

❷ 拇指按揉鱼际穴1～3分钟，以感觉酸胀为宜。鱼际穴是手太阴肺经的重要穴位。适当刺激该穴，能增强肺的呼吸功能和抵御病邪侵袭的能力，从而提高人体抗病能力。

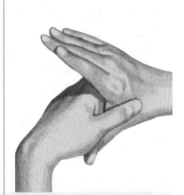

❸ 拇指按揉合谷穴1～3分钟，以感觉酸麻为宜。合谷穴是人体的保健要穴，适当地予以刺激，可以很好地调节身体的免疫功能，增强体质。

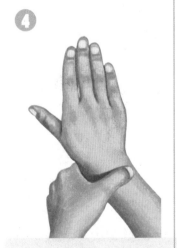

❹ 拇指点按手部上身淋巴结反射区1～2分钟，以感觉酸胀为宜。此法能够促进淋巴结的活动，从而增强人体免疫力。

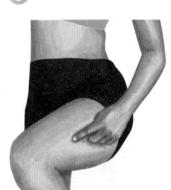

❺ 食指按揉风市穴1～3分钟。风市穴是人体保健要穴。按摩此穴，可以疏通肝胆气血，提高机体免疫力，强身健体。

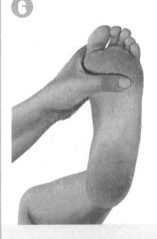

❻ 拇指推揉足部心反射区3～5分钟，以透热为宜。此法能促进血液循环，改善体质，增强免疫力。

增强记忆力

SELF MASSAGE

⊙ 记忆力是人们在日常生活和学习中的必需之物，但它却会随着年龄的增加而渐渐变差，这是正常的生理进程。除此之外，人的身心健康和记忆力也有十分重要的联系。糖尿病、酒精中毒或压力大、抑郁、自卑、焦虑等皆可引起记忆障碍。按摩对延缓和逆转记忆力减退进程有一定的效果。

 按摩原理

　　中医认为，记忆力减退是一种涉及多个器官的全身性病变，其病位主要在心、脾、肾，与肝、肺等也有一定的关系。心肾不交、脾气虚弱，以致心神失养、脑髓不足是其内在的病理基础，而瘀血阻络、蒙蔽清窍是其发病的关键。按摩特定的经络和穴位，可调节脏腑功能、疏通经络、促进气血运行，具有增强记忆力，提高智力，延缓大脑衰老的作用。

头部按摩 按摩重点

① 阳白穴 ② 四神聪穴 ③ 天柱穴 ④ 百会穴
⑤ 印堂穴、太阳穴 ⑥ 耳部 ⑦ 风池穴

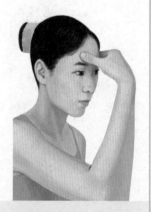

① 双手拇指或食指点按左右阳白穴50次。刺激阳白穴可有效消除记忆障碍，增强记忆力。

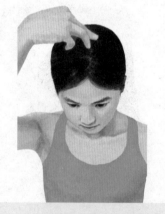

② 用单手除小指外的四指点按头部四神聪穴100次。适当刺激四神聪穴可解除脑疲劳，预防脑功能衰退，增强记忆力。

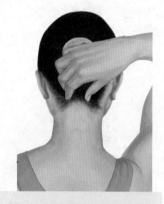

③ 单手拇指和食指捏揉左右天柱穴50次。刺激天柱穴可改善大脑血液供应，增强脑功能。

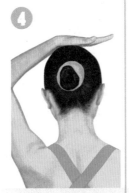

4 单手手掌轻拍或轻摩头部，以刺激百会穴、四神聪穴、头维穴。此法可提神醒脑，改善大脑功能。

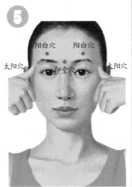

5 双手食指、中指自印堂穴处，经阳白穴，分推至太阳穴处。此法有疏通经络、健脑益智的作用，还可增强记忆力。

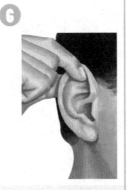

6 双手拇指、食指从上至下轻轻捏拿整个耳朵。此法可有效消除脑部疲劳，防止记忆力减退。

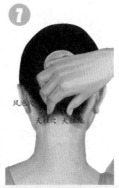

7 单手自风池穴拿捏至天柱穴，至头脑爽利为宜。

躯干部按摩 ●按摩重点 ❶俞府穴 ❷乳根穴

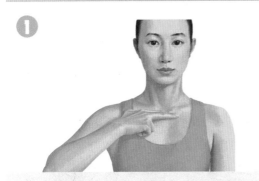

1 单手食指、中指点按左右俞府穴100次。肾主髓、脑为髓之海，适当刺激俞府穴可有效调动肾经气血，为大脑补充养分，预防和缓解记忆力减退。

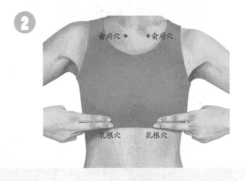

2 双手食指和中指点按两侧俞府、乳根穴各30秒。按摩此二穴可补脑活血，提高记忆力。

专家忠告　　记忆力下降者可在日常饮食中多食用些新鲜蔬菜水果及玉米、全麦、豆类、蒜头、蘑菇、奶、沙丁鱼、瘦肉等食物。

　　记忆力下降者每天还可以服用一定量的银杏叶提取物及维生素E，这些营养素能抗氧化、延缓衰老。

促进
毒素排出
SELF MASSAGE

⊙ "毒素"泛指人体内的各种对健康不利的物质，既有空气污染、辐射等外部环境带来的，也有人自身代谢所产生的。在西医看来，人体内的毒素主要是脂肪、糖、蛋白质等物质新陈代谢产生的废物和肠道内食物残渣腐败后的产物。而中医认为体内毒素的来源主要是湿、热、痰、火、食。大量的毒素滞留在体内无法排出，可能导致气血失和，阴阳失衡，各脏腑、组织、细胞的功能障碍，从而引发多种疾病。因此，提高人体自身排毒能力，促进新陈代谢，对健康大有裨益。

 按摩原理

"通则不病，病则不通"，中医认为，人体内各种毒素排出的关键在于"通"。只有保持体内各组织器官生理机能正常，排毒通道通畅，才能发挥人体良好的排毒作用，保证身体健康。肝脏是人体最重要的解毒器官，负责氧化、解毒代谢产物和毒素。肾脏负责过滤血液中的毒素和代谢废物。大肠排便、膀胱排尿，二者是人体主要的排毒通道。按摩排毒正是通过调整机体组织的机能来实现的，通过按摩特效穴位和反射区达到利肝、固肾、润肠、改善膀胱功能的目的，使身体恢复到阴阳平衡、气血调和的状态，以利于化解、中和、转化体内外产生的多种毒素。

躯干部按摩 ●按摩重点 ❶天枢穴 ❷极泉穴 ❸肝俞穴、肾俞穴

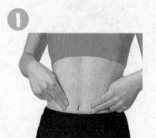

❶ 食、中指按揉天枢穴1~3分钟。天枢穴与胃肠道联系紧密，对调节肠腑有明显的双向性作用，既能止泻，又能通便，经常按摩此穴能够确保肠道健康，清除肠道内的宿便，排出沉积毒素。

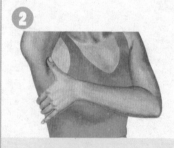

❷ 拇指点按极泉穴50次，以感觉胀痛为宜。极泉穴是淋巴循环的要穴，刺激它可以促进淋巴液流动畅通，分解及清除老化细胞并促进新陈代谢，让毒素、废物及水分顺利排出体外，增强免疫系统功能。

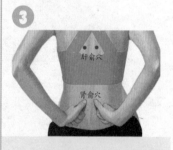

❸ 拇指按揉法按揉左右肝俞穴、肾俞穴各1~3分钟，以感觉压痛为宜。肝是人体的主要解毒器官，肾是人体主要的排毒器官，此法可以增强肝的解毒功能和肾的排毒功能。

四肢部按摩

 按摩重点　① 合谷穴　② 曲池穴　③ 支沟穴　④ 少府穴
⑤ 手部胃脾大肠反射区　⑥ 太冲穴

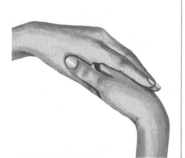

拇指按揉合谷穴1~3分钟，以感觉酸胀为宜。体内毒素的沉积，会导致正常生理机能紊乱，影响人体新陈代谢。经常按揉合谷穴，能够使大肠经脉循行处组织和器官的疾患减轻或消除，实现排出体内堆积毒素的目的。

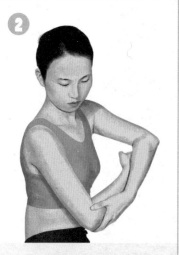

用拇指点揉曲池穴1~3分钟。曲池穴与人体的新陈代谢有密切关联，人体日常排泄体内废物都是借助肠道器官，经常按压曲池穴，可以将肺内与皮肤上的毒素迅速转送到大肠，并排出体外。

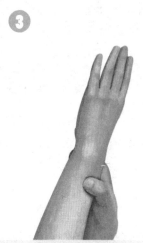

拇指点按支沟穴50次，以感觉微胀为宜。支沟穴是手少阳三焦经的主要穴位之一，医疗作用极大，常用于改善由于人体新陈代谢的废弃物排泄不畅所引起的各种病症。按摩此穴，可增强机体的排毒功能。

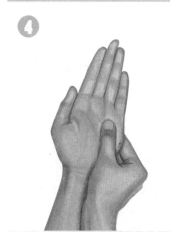

拇指推按少府穴3~5分钟。少府穴与心脏和肝脏的功能密切联系。经常按摩此穴，可养心护肾、通利小便、增强机体排毒功能。

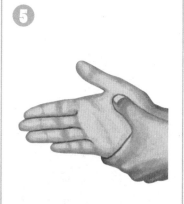

拇指捏拿手部胃脾大肠反射区3~5分钟，以透热为宜。按摩此反射区可以加快排泄，促进肠道废物的排出。

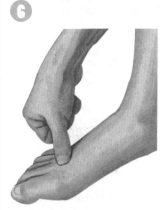

拇指点压太冲穴50次，以感觉压痛为宜。按揉太冲穴，不但能增强体质，还可调节体液循环，促进机体排毒。

改善手脚冰凉现象

SELF MASSAGE

⊙ 手脚冰凉也称为畏寒症，是指人体体温过低，肢体发冷的一种临床症状，是由于手脚等末梢部位血流不畅、末梢神经的排泄物不能充分排出体外而引起的。其典型表现为手脚凉、腰酸痛、难以入眠等。另外，手脚冰冷还会引起诸如头痛、气喘、血压低、排尿不畅、多汗等。医学研究表明，怕冷主要与神经及血管功能失调有关。此外，脏腑功能减退，缺乏营养和运动不足皆可引起畏寒症。此症与个人体质有很大关系，女性比男性更容易出现这种症状。

➕ 按摩原理

中医认为，"阳虚则外寒"。也就是说，人体阳气衰微、气血不足、卫阳不固，不能温煦肌肉以抵抗外来寒邪的侵袭，就特别容易怕冷。这里的阳虚特指肾阳虚，肢体畏寒怕冷，即是肾脏阳气不足的表现。此外，人体气虚、血虚导致的血液运行不畅、血液流量不足，往往也会引起手脚冰冷、麻木等现象。按摩特定的穴位和反射区可补肾壮阳、补气益肾、生化气血、祛风散寒、舒筋活络，促进血液循环畅通，加速废物排出，从而改善手脚冰凉症状。

躯干部按摩　●按摩重点　❶气冲穴 ❷胃俞穴 ❸心俞穴

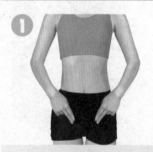

❶食、中指按揉气冲穴1~3分钟。气冲穴之下有一根跳动的动脉，先按揉气冲穴，然后按揉跳动的动脉处，交替进行，一直揉到腿脚有热气下流的感觉为止，此法对促进腿部血液循环很有益处。

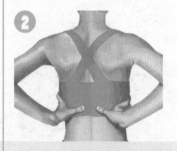

❷双手拇指点按背部两侧胃俞1~3分钟，以感觉酸胀为宜。脾胃乃人体气血生化之源，按压胃在背部的俞穴，可改善人体造血功能、生化气血，从而消除因气血不足导致的四肢冰冷症状。

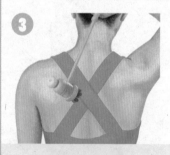

❸按摩锤敲打心俞穴50次。心俞穴是心在背部的俞穴，适当加以按摩，可有效促进心脏的血液循环，增加四肢的供血量，从而起到调节体温的作用。

四肢部按摩

●按摩重点　①阳池穴　②少泽穴　③手部心反射区　④脚趾　⑤涌泉穴　⑥足部肾反射区

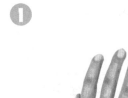
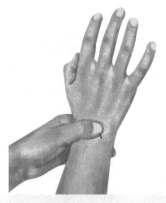

拇指按揉阳池穴1~3分钟，以感觉酸胀为宜。阳池穴是支配全身血液循环及激素分泌的重要穴位，刺激这一穴位，可畅通血液循环，改善肢体冰冷现象。

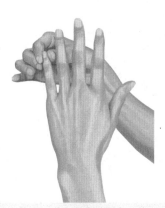

拇指掐少泽穴50次，以有微痛感为佳。适当刺激少泽穴可促进末梢血液循环，改善手脚冰冷现象。

拇指指端推揉手部心反射区3~5分钟，以皮肤透热为宜。按摩此反射区可调节心脏功能，促进血液循环，具有散寒通络的作用，能缓解手脚冰凉症状。

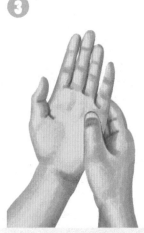

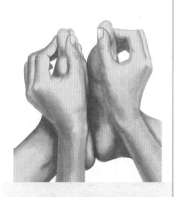
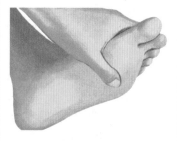
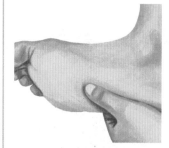

搓揉十个脚趾头，每个指头搓1分钟左右。此法可促进人体手脚的血液循环，改善手脚冰凉症状。

拇指按揉足心涌泉穴3~5分钟，以足心发热为宜。人体诸多经脉都汇集于足底，足心与全身各脏腑、组织、器官都有密切关系。刺激涌泉穴，有益于补肾壮阳、强筋壮骨，坚持按揉可改善手脚冰凉症状。

拇指指腹推揉足部肾反射区3~5分钟，以皮肤发热为宜。此法可调节肾脏机能、振奋阳气，促进血液循环和新陈代谢，加速代谢废物的排出，暖和身体。